U0382181

国家自然科学基金重点项目
"健康中国背景下基层卫生服务能力提升研究：理论与机制"
（71734003）

国家自然科学基金青年项目
"5C理念下基层医疗卫生服务影响农村高费用患者可避免住院的机制研究"
（72104086）

基层医疗卫生服务能力重塑

突破发展困境

卢珊◎著

中国社会科学出版社

图书在版编目（CIP）数据

基层医疗卫生服务能力重塑：突破发展困境/卢珊著．—北京：
中国社会科学出版社，2023.3
（华中科技大学学术著作青年系列丛书）
ISBN 978-7-5227-1293-2

Ⅰ.①基…　Ⅱ.①卢…　Ⅲ.①基层卫生保健—卫生服务—研
究　Ⅳ.①R199.2

中国国家版本馆 CIP 数据核字（2023）第 021403 号

出 版 人	赵剑英	
责任编辑	刘晓红	
责任校对	周晓东	
责任印制	戴　宽	

出　　　版	中国社会科学出版社	
社　　　址	北京鼓楼西大街甲 158 号	
邮　　　编	100720	
网　　　址	http://www.csspw.cn	
发 行 部	010-84083685	
门 市 部	010-84029450	
经　　　销	新华书店及其他书店	

印　　　刷	北京君升印刷有限公司	
装　　　订	廊坊市广阳区广增装订厂	
版　　　次	2023 年 3 月第 1 版	
印　　　次	2023 年 3 月第 1 次印刷	

开　　　本	710×1000　1/16	
印　　　张	14.25	
插　　　页	2	
字　　　数	229 千字	
定　　　价	76.00 元	

前　　言

　　强有力的基层医疗卫生服务对于提高卫生服务可及性、促进健康与健康公平以及提升卫生系统效率具有不可替代的重要作用，应该得到比当下更多的关注与重视。我国基层卫生服务体系的发展似乎进入了一个"困境"，过去十几年间，国家对基层医疗卫生机构基础资源的投入有增无减，但基层医疗卫生服务能力却依然饱受诟病。究其原因，可能在于忽视了居民服务需要的转变、服务功能定位偏颇、未重视能力的动态性内涵以及能力的差异。这本书聚焦基层医疗卫生服务能力，注重解释能力"是什么"以及"为什么"会陷入困境，试图从中寻找突破"困境"的答案。

　　本书的逻辑主线为健康服务需要→服务功能→服务能力。居民的健康服务需要是能力的根本前提，与需要相匹配的基层医疗卫生服务功能是理想状态下的能力，因此首先将居民健康服务需要论述清楚、提出基于需要的服务功能，然后再具体讨论能力问题。本书一共包含五章，第一、第二章分别关于健康服务需要和基层医疗卫生服务功能，第三章至第五章则关于基层医疗卫生服务能力。第一章首先从健康服务需要的本质出发，解释居民健康服务需要是什么，并进一步提出健康服务需要的结构，然后指出时代发展和社会环境变化下居民健康服务需要处于不断演化的过程中，最后从家庭的视角讨论家庭成员健康服务需要的一致性问题。第二章关于基层医疗卫生服务的功能，首先提出基层医疗卫生服务基本功能，然后从纵向卫生服务系统视角分析基层医疗卫生服务在整个体系中应处的最优位置，最后从横向区域视角比较不同区域发展水平下的基层医疗卫生服务布局。第三章提出基层医疗卫生服务静态能力和动态能力的概念内涵与概念模型，从理论上构建基层医疗卫生服务动静态能力二维理论模型。第四章在第三章理论模型的基础上，分别对基层医疗卫生服务静态能力和动态能力进行评价，然后再通过实证研究检验动态能力在资源与服务产出关系间的中介作用，打开资源投入到服务产出的"黑箱"。第五章关注电子健康如何为基层医疗卫生服务能力进行智慧赋能。

本书认为基层医疗卫生服务能力的起点应该是居民的健康服务需要，且能力应当与需要进行动态匹配。此外，突破现有基层医疗卫生服务体系关注资源投入的发展思路，本书创新性地引入动态能力理论，系统阐述了基层医疗卫生机构动态能力的概念、内涵、测量、前因与结果，构建了基层医疗卫生服务动静态能力二维理论模型，证实了动态能力对基层医疗卫生服务能力提升的重要作用，希望为政策制定者、卫生服务管理者、能力研究者以及对基层卫生服务体系发展感兴趣的学者提供新思路。书中实证数据主要来源于 2018 年课题组在全国多地开展的大规模现场调查及回顾性资料收集工作，数据分析时段主要为 2009 年（新医改起始年）至 2018 年。本书试图通过理论分析辅以数据支持来提炼有关基层医疗卫生服务能力的一般性科学规律。本书首次将动态能力引入我国基层医疗卫生服务能力研究中，对于研究中存在的局限与不足，敬请指正。同时，期望本书能够引发学界对于基层医疗卫生服务能力研究的热烈讨论，推动我国基层医疗卫生服务体系发展。

本书的出版获得了国家自然科学基金重点项目"健康中国背景下基层卫生服务能力提升研究：理论与机制"（71734003）、国家自然科学基金青年项目"5C 理念下基层医疗卫生服务影响农村高费用患者可避免住院的机制研究"（72104086）以及华中科技大学文科学术著作出版资助经费的联合资助。在此，对国家自然科学基金委、华中科技大学文科处致以诚挚感谢。

2018—2021 年，我做了许多现场调研工作，并与全国多地卫生行政部门人员、基层医疗卫生机构及医院管理者和一线医务人员交流，他们给了我很多研究上的启发与支持，在此深表感谢。同时，感谢参与本书大量调查资料收集与整理工作的课题组成员。感谢武汉大学张亮教授对调研工作的引领与协调、对本书思路框架的指导以及对完善书稿提出的宝贵建议。尽管本书聚焦基层医疗卫生服务能力，但囊括的研究主题较多，写作过程中我得到了许多同事的帮助，尤其要感谢程雪艳为家庭健康服务需要一致性研究提供的理论支持与数据分析、感谢潘子晶对生态位理论及其应用的梳理分析、感谢何小群对区域发展水平差异的数据整理。

　　最后，感谢中国社会科学出版社和刘晓红编辑，本书的质量保证和及时出版离不开他们的专业精神与素养。

卢珊

2022 年 3 月于武汉

目　　录

第一章

健康服务需要：能力的根本前提

第一节　健康服务需要的本质是什么

一　健康及其决定因素

古希腊罗马时期，希波克拉底的体液说认为健康是每个人身上的血液、黏液、黄胆汁和黑胆汁这四种体液调和的状态，当这种调和状态被破坏后疾病便会出现。文艺复兴后，现代科学技术快速发展，医学技术的进步使得许多疾病能够被有效治疗，西方对健康的理解受到人体机械论模型的影响而关注躯体的完整性，认为没有疾病便是健康。直到 20 世纪，基于社会医学的发展，许多专家学者提出健康不仅仅是生理上没有疾病，还应该是身体和精神处于平衡的状态，健康受到社会诸多因素的影响。弗洛伊德曾对健康做了一个极其浪漫的定义，他认为健康是工作与爱的能力。1946 年，在成立世界卫生组织（World Health Organization，WHO）的筹备阶段，联合国经济与社会理事会在纽约举行国际卫生大会，六十多个国家代表签署《世界卫生组织宪章》，健康的定义被明确提出："健康是身体、心理和社会上的完好状态，而不仅仅是没有疾病或者不虚弱。"[①] 这一定义至今仍被广泛沿用。

1977 年，美国罗彻斯特大学精神病学与内科学教授 Engel 在《科学》杂志上提出用生物—心理—社会的医学模式替代传统的生物医学

---

① 原文为：Health is a state of complete physical, psychological, and social wellbeing and not simply the absence of disease or infirmity.

模式，认为不能仅考虑疾病的生物化学因素而忽视心理、社会维度对健康的影响，健康是生物、环境、行为方式等多种因素相互作用的结果。20 世纪末期，Evans 等学者提出个体健康水平受个体特征与行为、经济、环境以及卫生服务系统等多方面因素交互作用的影响。Dahlgren 和 Whitehead 认为健康的决定因素可以划分层级，并构建了经典的健康决定因素模型（见图 1-1）。健康决定因素模型共分为五层，第一层即最外层是宏观经济、文化和环境对健康的影响；第二层是人们生活和工作的物质与社会环境，受住房、教育、医疗卫生服务和农业生产等因素的影响；第三层是社区与社交网络，来自家庭、朋友、邻居和社区的支持也会对健康造成影响；第四层是个人生活方式，包括饮食、吸烟喝酒习惯等；第五层即最内一层为性别、年龄和遗传等生理因素，这些因素对健康有着重要影响，但是很难被改变。

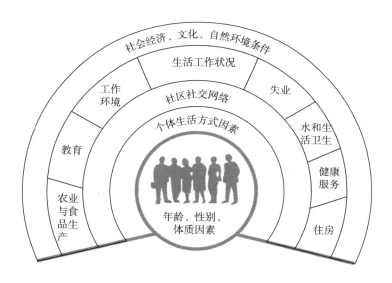

图 1-1　健康决定因素模型

资料来源：Dahlgren Göran, Whitehead Margaret, *Policies and Strategies to Promote Social Equity in Health. Background Document to WHO - Strategy Paper for Europe*, Institute for Futures Studies 2007：14, 1991.

健康绝不仅仅受生物医学相关因素的影响。研究表明，在影响健康的多种因素中，医疗卫生服务因素仅占 7%，年龄、性别、遗传等生物因素占 15%，其余超过 70% 的因素为生活方式和生活环境，这些因素背后的原因就是健康的社会决定因素（Social Determinants of Health，SDH）。2005 年，WHO 成立健康社会决定因素委员会，委员会是世界卫生组织汇集决策者、研究人员和民间社会组织的一个全球网络，目的是应对造成健康不良和可避免的卫生不平等（卫生不公平）现象的社会原因。根据 WHO 的定义，健康的社会决定因素是指人们出生、生长、生活、工作和老年环境，包括卫生系统。这些环境受到全球、国家和地方各级财力、权力和资源分配状况制约，并受政策选择的影响。健康社会决定因素委员会提出了健康社会决定因素的行动框架（见图 1-2），并依据该框架提出应该从日常生活环境和社会结构性因素两方面采取行动，以改善健康公平、促进健康发展。日常生活环境，指人们出生、成长、生活、工作以及衰老的环境，它对应图中最右边的一栏（图中深色方框部分），包括物质环境、社会支持、社会心理因素、行为和生物学因素。社会结构性因素，则是指决定日常生活环境的社会结构性因素，它体现了权力、财富和资源的不同分配方式。图 1-2 中，中

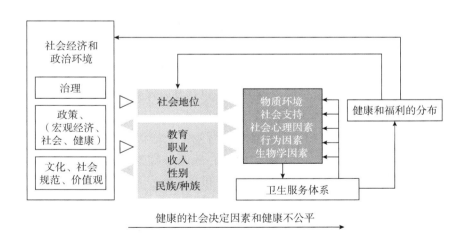

图 1-2　健康社会决定因素的行动框架

资料来源：世界卫生组织：《用一代人时间弥合差距：针对健康的社会决定因素采取行动以实现健康公平》，2008 年。

间一栏是个体层面的社会结构性因素，包括社会地位、教育、职业、收入、性别、种族和民族；最左边一栏是宏观社会层面的社会结构性因素，即社会政治经济环境，主要包括政治治理、社会政策和文化、社会规范和价值观。

二　健康需要与健康服务需要

由健康决定因素的分析可知，健康需要是一个十分宽泛的概念，囊括了对影响健康的社会及环境等因素的考量，如改善住房、消除贫困、健康饮食、就业问题等。医生可能会站在卫生服务供给能力的角度来考虑患者的需要，但若问患者（或居民）什么会让他们变得更加健康，答案可能是一份工作，去医院的一条公交线路，一个良好的居住环境……人群的健康需要并非一成不变，而是随着社会环境的变化而不断更新，并且许多需要并不是卫生系统或卫生干预能够改变的。健康需要的满足涉及卫生、财政、交通运输、教育、农业及其他所有部门的共同努力。健康服务需要的范围则相对窄很多，是指那些能够受益于健康服务（包括健康教育、疾病预防与诊治、康复服务和临终关怀等）的需要。本书中将健康服务的边界限定为医疗卫生服务体系内提供的服务，服务内容上涵盖与疾病相关的服务需要以及无疾病发生时对健康维持与促进的需要。与疾病相关的服务需要包括一般疾病的诊疗服务、危重情况下的急救服务、安宁疗护服务需要等，还有特殊患病群体的诊疗、照护和管理服务（如慢性病患者管理、老年人医养结合服务等）。无疾病发生时健康维持与促进类服务需要主要包括健康检查、健康指导、养生保健需要等，还有居民无法自我感知的需要（如疫苗接种、传染病防控等公共卫生服务需要）。"大健康"背景下，居民健康服务需要的认识需要突破长期以来以"疾病"为中心的医疗服务需要框架，着眼于健康的决定因素，扩大传统卫生服务提供的范畴，关注过去被普遍忽视的居民健康服务需要。

图1-3为疾病—健康连续体模型，模型的两端分别为死亡状态和完好健康状态。根据疾病—健康连续体模型，健康是动态变化的，连续性表明人体需要不断地变化以与内外部环境保持在一种动态平衡的状态，从而保持健康。每个人的健康服务需要都不是一成不变的，一个健康的个体可能因外伤或其他轻微病症而产生临时的医疗服务需要与利

用；而一个在临床上被认为是重症患者的个体也会有相对健康的身体器官与身体机能从而产生健康状况下的服务需要。疾病—健康连续体模型提示传统碎片化的医疗与保健服务并不能很好地满足人们的健康服务需要，供方不仅要提供全生命周期的医疗卫生服务，还要提供全方位的健康服务。这就要求服务的提供不能仅仅囿于传统医疗卫生服务的"防"与"治"，而应针对不同个体的不同健康状态，提供整合的服务以达到健康水平的改善与促进。健康状况的动态特征是健康服务需要产生的重要决定因素，而服务提供的目的则是满足居民的健康服务需要，从而使其健康向好的一端发展变化。

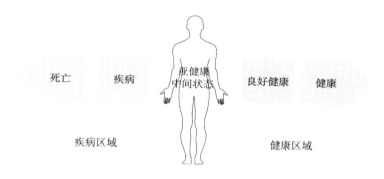

死亡　　　疾病　　亚健康
中间状态　　良好健康　　健康

疾病区域　　　　　　　　　　　　　健康区域

图 1-3　疾病—健康连续体模型

三　健康服务需要、需求、利用和能力

（一）需要与需求

健康服务需要基于人们的主观认知与专家的客观判断。个体感知的需要与医学专家判定的需要可能不一致，从而出现个体认为需要而专家认为不需要的健康服务（如因恐惧心理由极小的身体不适产生的不必要需要）或专家认为需要而个体认为不需要的健康服务（如疫苗接种）。健康服务需求则不是一个完全主观的概念，而是基于一定时期内一定价格水平下人们对健康服务的购买意愿与支付能力。人们的健康服务需要在转化为需求以后，才会出现服务寻求的行为，进而去利用服务资源。根据吴明等学者的研究，对健康服务需要和需求的关系进行辨析分类可以得到四个类别，如图 1-4 所示。首先，未认识到的需要，这

时人们并没有发现潜在的健康问题，因此需要也无法转化为需求并进一步将健康问题解决，可能造成严重的个体健康危害（如慢性病早期症状未被及时识别可能导致急性发作后的严重后果）和群体健康危机（如传染病防控和疫苗接种等健康服务需要未被满足时会造成的风险）；其次，认识到但未转化为需求的需要，可能与社会及个体的经济水平或卫生服务体系的供给有关，这类需要有潜在转化为需求的可能，因此也是卫生服务体系优化提升的空间所在；然后，认识到且已转化为需求的需要，这种状态下的需要才有可能被满足，故为最理想的状态；最后，没有需要的需求，这类需求通常是不必要的，还被称为"过度需求"，可由供方诱导产生。过度需求会导致卫生资源的浪费、影响卫生服务的供给效率，应当被减少甚至消除。

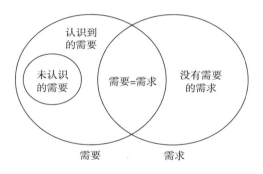

图 1-4　健康服务需要与需求的关系

（二）需要与利用

根据 Deber 教授的观点，公共政策应当以提供及时、高质量的服务以满足居民服务需要为目标（这里的需要不包括专家判断为不必要的需要），因此，依据服务利用和需要的关系，可将卫生服务体系划分为四个类别，如图 1-5 所示。图中区域 1 代表利用但非需要的健康服务，区域 2 代表需要且利用的健康服务，区域 3 代表需要但尚未接受/利用的健康服务。图 1-5 中子图（a）中利用与需要的关系反映此时的卫生服务系统是不受控制的，服务供给没有受到太多限制，尽管大部分需要得到了满足（区域 2），但仍然存在大量不必要、不合理的服务利用

（区域1），例如供方诱导住院、不合理检查等。子图（b）反映的是效率低下的卫生服务系统，与子图（a）类似的是该系统中对服务利用的控制不太受限制，但是服务提供是相对有限的，同时也缺乏有效的机制将有限的资源分配给真正需要的居民，此时居民的服务需要仅得到小程度的满足（区域2），同时有大量不必要与不合理的服务利用（区域1）。例如，县域中存在相当比例的趋高住院、不合理入院的患者，这些患者本可以在乡镇卫生院住院或居家治疗，但他们占用了县级医院的床位，从而降低了其他更需要患者对县级医院床位资源的可及性。子图（c）反映不充分的卫生服务系统，该系统中服务提供不足，尽管大部分已提供的服务是面向那些确实有需要的对象的（区域2），但依然存在大量健康服务需要未得到满足（区域3）。该系统中服务资源和服务供给效率均有待提升。子图（d）是一个相对理想的状态，服务利用与需要有大部分重叠，几乎所有人的需要均能得到满足（区域2），未满足的需要（区域3）和不合理的服务利用（区域1）较少。

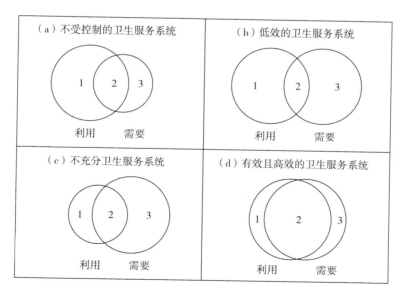

图1-5 健康服务需要与利用的关系

（三）需要与能力

健康服务需要与医疗卫生服务能力的关系如图1-6所示。区域1表示居民的健康服务需要无法被服务能力满足的部分，是服务提供方需要进一步改善的地方。当前我国基层医疗卫生服务能力受到较多诟病，不能很好地满足居民需要，成为近年来以及未来较长一段时间内亟待解决的问题。区域2是居民健康服务需要可以被服务能力满足的部分，能力提升的目的是最大化此区域。区域3则是没有需要的能力，指服务提供方具备某些服务能力，但居民却没有相应的服务需要。例如，现今许多乡镇卫生院"派不上用场"的外科手术服务能力、产科服务能力都属于区域3的范畴，随着居民需要的升级，农村大量有手术、分娩服务需要的居民通常会跑到县级医院或城市三级医院接受服务，导致乡镇卫生院的资源空置、技术浪费。但是，需要特别注意的是，没有需要的能力并非都是不必要的能力。有些服务能力目前没有需要并不代表就是多余的，相反，可能是居民相应的健康服务需要应当被引导、被认知。理想状态下，服务能力应当与健康服务需要重合，以最大化需要的满足。

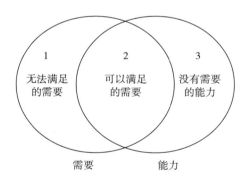

图1-6 健康服务需要与医疗卫生服务能力的关系

四 双重属性——自然属性与社会属性

人类的本质特征具有自然属性和社会属性，人是两种属性的对立统一。自然属性是人在自然界中作为自然生物所具有的形态、特征和本能等，是人在漫长的生物进化和生长演变中所世代遗传的相对固定的生理机制和心理功能。此外，区别于动植物，人生存于社会之中，还具有社会属性。所谓社会属性主要是指人作为社会生物所具有的形态和特征。自然属性是一个相对稳定且有延续性的属性，按照生物学的进化演变规律极其缓慢地发生变化。社会属性则相对自然属性来说更容易发生变化，纵观人类社会发展的不同时期，人的社会属性随社会发展阶段的不同而存在显著的差异。

健康服务需要作为人的一部分，同时也具有自然属性和社会属性这二重属性。健康服务需要的自然属性是指需要由人的生理或心理不适而自然产生；健康服务需要的社会属性则是指需要会受经济发展水平、社会文化环境、服务供给等多方面社会因素引导，并因社会因素的变化而发生变化。例如，居民在没有身体或心理不适的情况下，也有可能通过健康信息的获取、健康观念的改变而产生养生保健的服务需要；预防接种服务这类个体没有自感需要，但因群体健康维持与社会稳定需要而产生的群体健康服务需要也属于社会属性下的健康服务需要。社会发展阶段决定了健康服务需要满足程度的上限，因为社会发展阶段决定了服务提供的内容与方式，例如人类在认识到健康不仅是没有疾病，还包括心理和社会功能的完好以前，除疾病诊断与治疗以外的其他诸多健康服务需要均无法被满足；居民的经济收入与支持政策决定了健康服务需要的实现程度；社会发展还会促进未认识的健康服务需要向认识到的需要转化，例如牙科服务和整形美容服务等。我们过去重视自然属性，忽视了社会属性。

健康服务需要的社会属性决定了居民的健康服务需要有时候是需要服务供方来引导的，注意这里的用词是"引导"而不是"诱导"。"诱导"一词存在明显的贬义色彩，人们凭直觉会很轻易地相信，由于医生（供方）和患者（需方）间的信息不对称，医生能自然而然、神不知鬼不觉地诱导患者需要需求、不合理利用、过多消费以谋取利益。但事实上对于供给诱导需要需求的现象是否显著存在这一问题，卫生经济学家并没有达成定论，因为判断提供多少服务算适度、多少算过度是十分困难的。有人说如果区域每千人口医生数量增加，该区域服务利用增加，那么就存在供给诱导需求，可事实真是这样吗？也有可能是医生数量增加之前，服务可及性低，部分服务需要未及时有效地转化为需求，一旦服务提供变化了，需要也得到了释放。因此，供方"引导"有利于潜在健康服务需要的认知和新型健康服务需要的形成，以及需要的满足。

第二节 健康服务需要的结构

一 层级结构

需要是具有层级结构的，正如经典的马斯洛需要层次理论（Maslow's Hierarchy of Needs），认为人的需要可以分为生理需要（Physiological Needs）、安全需要（Safety Needs）、归属与爱（Belonging and Love）、尊重需要（Esteem）和自我实现（Self-actualization）五个层次。根据马斯洛的观点，需要是由低到高逐级形成并获得满足的，但需要层次之间并不是此消彼长的关系，而是呈波浪式地由低级向高级推进。具体来说就是，低一级需要尚未完全满足时高一级需要便会出现并逐步加强，随着低一级需要高峰退去但需要本身还未完全消失时，高一级需要就逐步加强至占据主导地位。人的不同时期会有一种需要占主导地位，而其他需要属于从属地位；基本需要得到满足之后，人往往会追求和实现更高层级的需要。健康服务需要也具有层级结构。英国的国家医疗卫生服务体系（National Health Service，NHS）是世界上典型性的医疗卫生服务体系，曾被世界卫生组织称为世界上最完善的医疗卫生服务体系之一。英国 NHS 由三个层级构成，分别对应三级服务提供机构，不同层级的机构提供不同层次的服务以满足居民各层级的服务需要。英国 NHS 服务层级如图 1-7 所示，第一层对应基层医疗卫生服务机构，由全科医生提供基本医疗和预防保健服务，英国 90% 的患者在这一层级可以得到有效的服务，NHS 经费中 75% 也被用于该层级。第二层是诊疗水平更高的地区综合医院，医院规模通常依据地区人口密度而定，提供基层医疗卫生服务难以解决的急、重症医疗服务以及地区内的急救、公共卫生应急服务等；此外，该层级还包括长期护理机构，主要针对缺乏日常活动能力、需要长期照护的群体，满足其持续的照护服务需要。第三层对应专科医院和教学医院，提供急危重症的医疗服务并承担医学科研任务。不同层级间可以根据病情实现转诊。

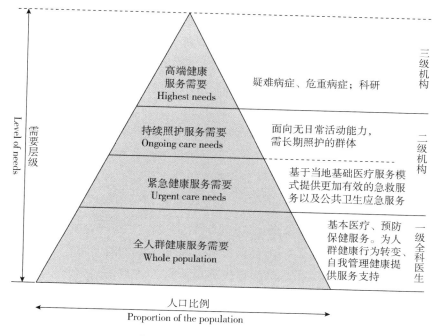

图 1-7 英国 NHS 服务层级

我国卫生服务体系层级结构在城市和农村地区间有所差异，农村卫生服务体系由县、乡、村三级服务网构成，县级为三级网络的"网口"，主要包括县级医院、妇幼保健院、疾病预防控制中心等；乡级为三级网络的"枢纽"，主要包括乡镇卫生院和少量县城内的社区卫生服务中心（站）；村级则为"网底"，其主体为村卫生室。农村三级服务网络中乡村两级机构共同构成农村地区的基层医疗卫生服务体系。城市的卫生服务体系则由社区卫生服务中心（站）、诊所、门诊部等构成的基层医疗卫生服务体系，医院和专业公共卫生机构等构成。2015 年，国务院办公厅发布《推进分级诊疗制度建设的指导意见》，文件明确了城乡各级各类机构在基本医疗卫生服务体系中的功能定位，以更好地发挥促进和维护人民群众健康的作用。城市三级医院主要提供急危重症和疑难复杂疾病的诊疗服务。城市三级中医医院充分利用中医药（含民族医药，下同）技术方法和现代科学技术，提供急危重症和疑难复杂疾病的中医诊疗服务和中医优势病种的中医门诊诊疗服务。城市二级医院主要接收三级医院转诊的急性病恢复期患者、术后恢复期患者及危重症稳定期患者。县级医院主要提供县域内常见病、多发病诊疗，以及急危重症患者抢救和疑难复杂疾病向上转诊服务。基层医疗卫生机构和康复医院、护理院等为诊断明确、病情稳定的慢性病患者、康复期患者、老年病患者、晚期肿瘤患者等提供治疗、康复、护理服务。

　　居民的健康服务需要是具有层级结构的，不同的需要对应卫生服务体系的不同层级。如此一来，居民的健康服务需要便可能存在跨级的过度需要，如常见病、多发病的诊疗需要本该由基层医疗卫生服务体系来满足，但当居民希望能够到上级医院而非基层医疗卫生机构就诊时，该需要便属于跨级的过度需要。Liu 等学者对我国中部四省份四县 1290 名患者的调查结果显示，85.83% 的被调查患者具有过度的门诊服务需要。居民对不同症状或疾病的机构选择意愿如表 1-1 所示，其中过度门诊需要值为正时，表明居民对该症状或疾病的门诊机构存在过度需要（即居民对机构级别的选择意愿高于政府文件推荐的级别，如对于本应在乡镇卫生院就诊的疾病，居民希望到县医院就诊），该值越大，居民的过度门诊需要越大。从结果可知，居民对大部分的常见症状或疾病均具有过度门诊需要；对于分娩、需要手术的疾病（如急性阑尾炎）和紧急情况（如农药中毒），患者更倾向于到县级医院就诊而非到乡镇卫生院。有意思的是，比较疾病及其相关症状的过度门诊需要值可发现，扁桃体炎和喉咙肿痛具有相似的过度门诊需要值，但急性阑尾炎的过度门诊需要值却远高于右下腹痛。

表 1-1　　居民对不同常见症状或疾病的门诊机构选择意愿

症状/疾病[1]	村卫生室或诊所（n,%）	乡镇卫生院（n,%）	县医院（n,%）	过度门诊需要值（X±SD）
喉咙肿痛	721（55.89）	466（36.12）	103（7.98）	0.52±0.64
长期上腹痛	533（41.32）	418（32.4）	339（26.28）	−0.14±0.82
咳嗽持续两年	492（38.14）	339（26.28）	459（35.58）	0.99±0.88
右下腹痛	579（44.88）	488（37.83）	223（17.29）	−0.27±0.75
腹泻、水样便和便血	168（13.02）	288（22.33）	834（64.65）	0.6±0.81
分娩	1（0.08）	110（8.53）	1179（91.39）	1.08±0.52

续表

症状/疾病[1]	村卫生室或诊所（n,%）	乡镇卫生院（n,%）	县医院（n,%）	过度门诊需要值（X±SD）
成人轻度肺炎	241（18.68）	389（30.16）	660（51.16）	0.39±0.87
婴儿肺炎	102（7.91）	209（16.2）	979（75.89）	-0.21±0.75
椎间盘突出	121（9.38）	369（28.6）	800（62.02）	0.67±0.86
急性阑尾炎	39（3.02）	286（22.17）	965（74.81）	0.83±0.67
农药中毒	75（5.81）	364（28.22）	851（65.97）	0.73±0.79
扁桃体炎	710（55.04）	496（38.45）	84（6.51）	0.52±0.62

注：1 除婴儿肺炎外，其余症状或疾病的推荐就诊机构均为基层医疗卫生机构（即村卫生室、诊所或乡镇卫生院），婴儿肺炎的推荐诊疗机构包括县医院。

资料来源：Liu Y, et al., "Performance and Sociodemographic Determinants of Excess Outpatient Demand of Rural Residents in China：A Cross-Sectional Study", *Int J Environ Res Public Health*, Vol. 17, No. 16, 2020.

为贯彻落实党的十九大和《"健康中国"2030 规划纲要》精神，持续提升基层服务能力、改善服务质量，国家卫生健康委、国家中医药局发布《开展"优质服务基层行"活动通知》并制定了《乡镇卫生院服务能力标准（2018 年版）》和《社区卫生服务中心能力标准（2018 年版）》（以下简称《标准》），在《标准》中明确提出了乡镇卫生院和社区卫生服务中心应当具备诊疗服务能力的 66 种基本病种。以此《标准》为依据，利用 2018 年第六次卫生服务调查中 A 省的调查数据，对居民过度住院服务需要（即本应在乡镇卫生院或社区卫生服务中心进行住院治疗，却在上级医院住院）进行分析，结果如表 1-2 所示，总体来看，71.9%的患者具有过度住院服务需要。

表 1-2　　　　　2018 年 A 省居民过度住院服务需要情况

县/区		因 66 种疾病而发生的住院量	过度住院服务需要量	过度住院服务需要率
农村	县 1	140	58	41.4
	县 2	156	99	63.5
	县 3	170	95	55.9
	县 4	280	167	59.6
	合计	746	419	56.2

续表

县/区		因66种疾病而发生的住院量	过度住院服务需要量	过度住院服务需要率
城市	区1	135	120	88.9
	区2	115	108	93.9
	区3	190	180	94.7
	区4	166	145	87.3
	合计	606	553	91.3
合计		1352	972	71.9

居民门诊和住院服务需要趋高现象较明显，其原因可能在于居民对基层医疗卫生机构缺乏信任、基层卫生服务能力欠缺、居民收入增长带来卫生服务需要升级等。在卫生服务资源有限的情况下，如果居民这种对服务机构层级的过度需要转化为服务利用，必然会导致大量不合理不必要的资源浪费，后果将如图1-5（b）所显示的，造成卫生服务体系效率的低下。因此，现阶段我国居民的健康服务需要层级亟待合理化，将高层级的非必要服务需要"下沉"。

二 人群结构

（一）全生命周期视角下的人群健康服务需要

《"健康中国2030"规划纲要》明确提出"立足全人群和全生命周期两个着力点，提供公平可及、系统连续的健康服务，实现更高水平的全民健康"。全生命周期健康服务以人的生命周期为主线，针对从出生到死亡过程中各个不同阶段（包括婴儿出生前后期、幼儿期、儿童期、少年期、青年期、成年期、老年期等不同阶段）的健康服务需要，提供公平可及和系统连续的服务。全生命周期健康服务从广泛的健康决定因素出发，不局限于某一特定人群，而是关注全人群、全过程和全周期，针对不同生命阶段人群健康状况的差异化特征，为各阶段人群提供重点化、个性化的服务。此外，全生命周期健康服务意味着服务理念从以治病为中心转向以健康为中心，将健康服务的关口前移到生病之前，降低健康损害发生的概率，不再仅关注疾病治疗，更加重视疾病预防和健康促进，力求实现少得病、少得大病甚至健康长寿。研究显示把钱花在预防上比花在治疗上更具成本效益，平均每投入1元进行社区高血压的综合防治，就能节省心血管疾病治疗费用 8.59 元。社会老龄化给各国卫生体系带来巨大冲击。世界卫生组织于 2015 年发布《关于老龄化与健康的全球报告》，报告中提到老年期能力和状态的巨大差异很可能是由伴随其整个生命历程中日积月累的健康不公平所导致的，报告还提倡基于整个生命周期全局来重新看待健康老龄化问题。

全生命周期健康是促进全人群健康发展的理性选择路径，全生命周期健康服务提供应当基于人群全生命周期的健康服务需要。下文将利用居民健康服务需要调查数据①和金字塔图展示健康服务需要在不同生命阶段人群中的差异。这里主要用医疗类服务需要（包括门诊服务需要②、住院服务需要③和中医医疗服务需要④）以及健康促进与预防保健类服务需要（包括健康指导服务需要⑤、锻炼指导服务需要⑥、中医保健服务需要⑦、网络健康信息服务需要⑧和心理咨询服务需要⑨）来代表居民健康服务需要。在以健康为中心、以人为本的新健康服务理念下，健康服务的重心应当向疾病发生之前移动——通过改变人群健康素养与健康行为，减少人群健康风险因素暴露，从而减少疾病的发生，提高整体健康水平。

分析调查数据并绘制居民健康服务需要年龄结构图如图 1-8 所示，

---

① 数据来源于新时期中国居民健康服务需要调查，该调查受国家自然科学基金重点项目"健康中国背景下基层卫生服务能力提升研究：理论与机制"（项目编号：71734003）资助。2018 年，该调查采取多阶段分层随机抽样方法在东部广东省福田区、中部湖北省西陵区和当阳市（县级市）以及西部贵州省思南县开展入户调查。四县区有效样本量为 5547 户、15126 人。

② 居民在调查前两周内有病伤且处理方式为医疗卫生机构门诊就诊，则该居民具有门诊服务需要。

③ 居民在调查前 12 个月内因病伤、体检、分娩等原因住过院，则该居民具有住院服务需要。

④ 居民在就诊过程中需要中医药服务时，则该居民具有中医医疗服务需要。

⑤ 居民对专业医疗卫生服务人员提供的健康咨询与健康指导，包括膳食、生活方式、行为习惯指导、健康评估、疾病预防等服务的需要。

⑥ 居民对专业医疗卫生服务人员提供的、以健康为目的的健身方式、健身强度指导服务需要。

⑦ 居民对专业医疗卫生服务人员提供的针灸、推拿、中药、情志、饮食、传统体育和传统物理疗法的需要。

⑧ 居民对专业医疗卫生服务人员通过互联网途径提供养生保健知识、健康生活指导等健康信息服务的需要。

⑨ 居民有心理情绪问题时向专业医疗卫生服务人员寻求帮助的需要。

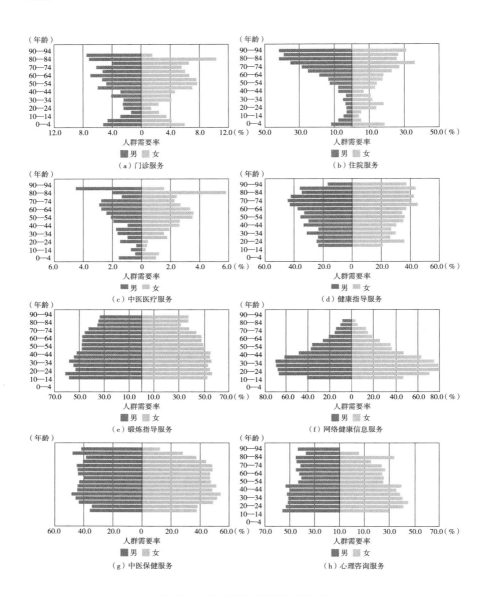

图 1-8　健康服务需要年龄结构

注：1. 图（d）至图（h）属于健康促进与预防保健类服务，这五类服务并未调查 0—14 岁儿童，故 0—14 岁年龄段的数据缺失。2.95—99 岁年龄段的样本数量过小（男性共 5 人，女性共 2 人），该年龄段人群需要率结果不可靠，故未将结果纳入图中。

居民对三项医疗类服务项目需要的年龄结构相似，婴幼儿期对门诊、住院或中医医疗服务需要较高，随着年龄增长，对医疗服务的需要逐渐降低直至成年前后，从成年期开始，医疗服务需要重新呈增长态势，老年期居民的医疗服务需要达到最高。居民对五项健康促进与预防保健类服务项目需要的年龄结构差异较明显。从大体趋势来看，居民的健康指导服务需要从成年期到老年期呈缓慢增长的趋势（需要率在 20%—40%变化），而对锻炼指导服务的需要则呈缓慢减少的趋势（需要率约在 30%—60%变化），居民对锻炼指导服务的需要程度略高于健康指导。网络健康信息服务需要在 20—40 岁年龄段达到最高（男性需要率约为 70%，女性需要率约为 80%），随着年龄增长，网络健康信息服务需要率快速降低，这与不同年龄段居民的网络使用率相关。值得一提的是，与中医医疗服务需要相比，居民对中医保健服务的需要较高，且在不同年龄段的需要差异并不明显（各年龄段需要率基本均在 40% 左右）。从心理咨询服务需要的年龄结构图［见图 1-7（h）］可以看出，15—50岁人群对心理咨询服务的需要最高，其中女性的需要略高于男性，50岁以后人群心理咨询服务需要略有降低。需要注意的是，老年人群的心理健康服务需要不可忽视，老年人由于长期性疾病、活动能力下降、社会参与度低、人际关系变化等问题容易造成心理健康问题，当前我国心理健康的服务体系还不够健全，起步比较晚，发展也不均衡，老年人自身对心理健康认知欠缺和心理健康服务人才专业化程度不高等问题导致对老年人心理健康重视程度不够。

习近平总书记在 2016 年全国卫生与健康大会上强调："要坚定不移贯彻预防为主方针，坚持防治结合、联防联控、群防群控，努力为人民群众提供全生命周期的卫生与健康服务"，将全生命周期健康服务提到新的高度。《"健康中国 2030"规划纲要》提出"把健康融入所有政策，加快转变健康领域发展方式，全方位、全周期维护和保障人民健康"更是将全生命周期健康与健康中国的实现相联系。党的十九大进一步强调"完善国民健康政策，为人民群众提供全方位全周期健康服务"。2019 年，国务院印发的《国务院关于实施健康中国行动的意见》从全方位干预健康影响因素、维护全生命周期健康和防控重大疾病三大方面提出了 15 个行动任务，为细化实施健康中国战略、维护全生命周期健康提供了指导依据。

（二）高需要高费用患者的健康服务需要

高需要高费用患者（High-need，High-cost Patients），通常被定义为医疗费用最高的前5%或10%患者，其医疗费用占总人群医疗费用的比例超过50%。近年来，高需要高费用患者成为国际上希望控制卫生费用增长的医疗卫生机构、卫生政策制定者和医疗保险管理部门的关注重点。

研究显示，年龄与高需要高费用患者有多方面的关系。第一，高需要高费用患者通常年龄较大，年龄越大，费用越高。第二，持续高需要高费用患者通常比偶发性高需要高费用患者年龄大，年龄越大，持续高费用也越高。第三，各年龄组的费用集中程度和高费用门槛各不相同。由于年轻群体通常更健康，费用集中在少数人身上。第四，不同年龄组的临床诊断和服务使用模式不同，一些亚组与特定年龄相关，比如心理健康高需要高费用患者通常发生在年轻人中。第五，尽管年龄与高需要高费用有关，但研究表明，高需要高费用人群中约有一半年龄小于65岁。此外，性别、种族和收入与高需要高费用患者关系的研究结论不一致，在美国的三项研究中，高收入与高费用相关，而加拿大的五项研究发现，低收入与心理健康服务的高需要高费用相关；然而，一项美国和一项加拿大的研究表明，收入与高费用没有显著关系。健康行为，包括体重不足、肥胖、缺乏体育锻炼和曾经吸烟与高需要高费用显著相关。Ganguli等研究了美国Medicare高需要高费用患者的健康信念：社会经济地位、社会网络、患者活跃度（Patient Activation）以及与临床医生和卫生系统的关系和信任度都会增加或减少服务需要与费用，视情况而定。信任尤其重要，并改变了患者活跃度与费用之间的相互作用：当患者信任他们的医生时，患者活跃度与较低的费用相关。当缺乏信任时，患者的活跃度与较高的费用相关。除了个体特征之外，组织因素也与高需要高费用相关，参与美国Medicare的高需要高费用患者中，初级卫生保健医生、专科医生和病床的数量与较高的人均可避免费用相关。Reschovsky等发现，在高需要高费用人群中，组织因素与高费用之间存在一些薄弱或不显著的关系，但参与美国Medicare的高需要高费用患者更经常看专科医生，而不是初级卫生保健医生或外科医生。高需要高费用人群中重复住院比长期住院或单次费用密集型住院更常见，持续时间最长、反复入院次数最多的疾病是心血管疾病、某些先天性异常、某些类型的损伤（尤其是脊髓损伤）、肾功能衰竭、酒精中毒和长期肥胖。慢性病、多重慢病或共病现象在高需要高费用患者中很常见。

利用我国某县级市 2014 年新型农村合作医疗门诊和住院数据库，整理出个人年度医疗费用信息，并将不同费用类别与居民的社会人口特征、疾病特征、服务利用特征相联系后发现，农村年医疗费用最高的 5%（或 10%）的人群耗用了 68%（或 81%）的医疗总费用，前 5% 的高费用人群人均年总费用为 16628 元，95% 的高费用来源于住院费用。农村高费用人群因肿瘤、循环系统疾病、泌尿系统疾病、肌肉骨骼系统疾病、消化系统疾病、耳鼻喉及血液疾病就诊的比例高于总人群中因上述疾病而就诊的比例。年均住院 2.36 次，其中乡镇卫生院住院 0.29 次、县医院住院 1.49 次、县外住院 0.58 次。高费用人群的平均年龄为 49 岁，年龄越大、女性、居住地乡镇卫生院能力越弱的患者更容易发生高费用。

研究表明，通过更多地使用院外门诊服务及基层医疗卫生服务，在长期疾病中可以节省大量费用。高需要高费用患者中因院外服务敏感疾病①而住院造成的可避免住院费用占其总费用的比例可高达 13.3%，且高需要高费用患者的可避免住院费用约占全人群可避免住院费用的 70%。因此，基层医疗卫生服务在降低高需要高费用患者对医院住院服务的需要、减少患者医疗费用以降低其疾病经济负担以及节约医保基金上能扮演重要角色。

三 区域结构

我国城乡二元结构下，居民的健康决定因素也存在城乡结构性差异。宏观社会环境层面，城市和农村地区在经济发展、人居环境、公共产品供给、福利保障和社会文化等方面存在差异；中观卫生服务体系层面，由于卫生资源更为集中、规模更大、结构更多样，城市地区的卫生服务可及性要高于农村地区，同时卫生服务供给质量和效率也相对更

---

① 其包含（1）通过优质的院外服务可以防止急性加重或降低并发症发生率的慢性疾病（如糖尿病、充血性心力衰竭、高血压病等）；（2）通过及时有效的院外对症治疗可以适当控制并减少住院治疗的急性病（如脱水症状、胃肠炎等）；（3）通过注射疫苗可以减少发生进而避免住院治疗的疾病（如麻疹等传染性疾病）。

高；微观个体特征层面，城镇化进展伴随着大量农村青壮年进城务工，农村常住人口以老人、小孩和妇女居多，因此城乡居民的年龄结构存在明显差异，此外，农村居民的生活方式、健康行为、健康素养与社交状况等也与城市居民不同。健康决定因素上的差异导致了城乡居民不同的健康状况。生理健康上，一些学者认为城市地区具有较优越的卫生服务条件且居民的社会经济状况更好，因此城市居民的健康状况好于农村地区；另有部分学者认为农村地区环境污染少、居民生活工作压力更小，故农村居民健康状况更佳。我国第六次卫生服务调查结果显示2018 年城市地区疾病系统别两周患病率最高的前五位系统别疾病分别是循环系统（16.8%）、呼吸系统（6.9%）、内分泌，营养，代谢系统（5.4%）、消化系统（3.1%）和肌肉 & 骨骼 & 结缔系统（3.0%）疾病，农村地区前五位系统别疾病则分别为循环系统（13.9%）、呼吸系统（8.1%）、肌肉 & 骨骼 & 结缔系统（4.4%）、消化系统（4.1%）和内分泌 & 营养 & 代谢系统（2.9%）疾病。心理健康上，相关研究结果表明，农村居民的心理健康状况差于城市居民，由于社会资源、家庭结构和经济稳定等因素，农村老年人的心理健康状况要显著差于城市老年人。自评健康上，居民自评健康状况存在明显的地区差异。第六次卫生服务调查从行动、自己照顾自己、日常活动、疼痛/不适、焦虑/抑郁五个维度以及自评健康得分对居民自评健康状况进行调查，结果显示无论是不同调查维度还是自评健康得分，城市居民均优于农村居民。

我国居民健康状况的城乡差异势必会造成健康服务需要的城乡结构性差异。比较城乡居民的健康服务需要如表 1-3 所示，结果显示，农村居民门诊、住院、中医医疗和健康指导服务需要均高于城市居民，农村居民对这四项服务的需要率约为城市居民的两倍左右。城市居民对锻炼指导、中医保健和网络信息服务的需要率高于农村居民，其中城市居民对网络健康信息服务的需要（52.6%）远高于农村居民（16.63%）。进一步分析城乡居民对健身场所（即设有健身设施的场馆、广场以及集体活动场所）的使用频率后发现，城市约有一半的居民每周使用健身场所一次以上（43.91%），而农村居民每周使用健身场所一次以上的人数占比仅为 18.60% 且从没去过健身场所的居民占比高达 75.95%，这与城乡人居环境以及生活习惯差异不无关系。此外，分析城乡居民网络健康信息服务需要的内容后发现，城市与农村居民的需要内容相似，最需要的四类服务依次为健康科普类（城市 25.65% vs 农村 26.19%）、饮食调理类（19.11% vs 22.12%）、中医养生类（14.00% vs 12.40%）、运动瘦身类（13.32% vs 10.69%）。调查结果显示城乡居民对心理咨询服务的需要程度相似。

表 1-3　　　　　　　城乡居民健康服务需要比较（n，%）

健康服务需要	城市（n=7833）	农村（n=7292）	合计（n=15125）
门诊服务需要	272（3.47）	493（6.76）	765（5.06）
住院服务需要	854（10.9）	1358（18.62）	2212（14.62）
中医医疗服务需要	100（1.28）	208（2.85）	308（2.04）
健康指导服务需要	1507（19.24）	2843（38.99）	4350（28.76）
锻炼指导服务需要	3373（43.06）	2958（40.57）	6331（41.86）
中医保健服务需要	3343（42.68）	2407（33.01）	5750（38.02）
网络信息服务需要	4120（52.6）	1213（16.63）	5333（35.26）
心理咨询服务需要	1263（16.12）	1187（16.28）	2450（16.2）

进一步分析特殊人群（包括 0—6 岁儿童、孕产妇、老年人和慢性病患者）健康服务需要的城乡结构。对 0—6 岁儿童和孕产妇未满足的健康服务需要情况进行调查[1]分析（见表 1-4）后发现，尽管我国基本公共卫生服务项目已经覆盖了 0—6 岁儿童和孕产妇健康管理的内容，但仍有 26.61% 的城市儿童存在一项或多项未满足的健康管理服务需要，农村更是有 60.73% 的儿童存在未满足的健康管理服务需要。城市儿童中心理健康服务未满足的需要最多，10.41% 的城市儿童存在该服务需要；农村儿童则对口腔保健指导服务需要的未满足率最高（12.43%）；值得注意的是，调查数据显示针对最基本的体格检查、喂养指导和发育指导，城乡儿童均有不同程度的未满足服务需要。针对孕产妇健康服务需要未满足情况的调查结果则显示城乡之间差异较大。城市有 49.70% 的孕产妇存在未满足的健康服务需要，农村这一比例则高达 73.79%，且农村孕产妇在产前检查、营养指导、孕产妇心理指导、

---

　① 0—6 岁儿童的调查问题由其监护人回答。

胎儿生长发育情况评估、住院分娩服务和新生儿护理指导多方面服务需要的未满足率均超过10%（母乳喂养指导服务需要的未满足率接近10%），提示农村地区孕产妇健康管理服务供给尚需进一步落实、优化。

表1-4　　　　　0—6岁儿童和孕产妇健康服务未满足的需要内容

指标	城市（n,%）	农村（n,%）	χ^2	p
儿童				
体格检查	29（3.73）	31（4.38）		
喂养指导	38（4.88）	51（7.2）		
发育指导	43（5.53）	57（8.05）		
防病指导	70（9.00）	43（6.07）		
预防伤害指导	61（7.84）	38（5.37）	167.01	<0.001
口腔保健指导	69（8.87）	88（12.43）		
心理健康服务	81（10.41）	70（9.89）		
无	571（73.39）	278（39.27）		
不清楚	107（13.75）	157（22.18）		
孕产妇				
产前检查	14（2.82）	28（13.59）		
营养指导	20（4.02）	22（10.68）		
孕产妇心理指导	30（6.04）	24（11.65）		
胎儿生长发育情况评估	8（1.61）	27（13.11）		
住院分娩服务	19（3.82）	28（13.59）	100.7^a	<0.001
母乳喂养指导	18（3.62）	20（9.71）		
新生儿护理指导	33（6.64）	32（15.53）		
无	250（50.30）	54（26.21）		
其他	5（1.01）	4（1.94）		

注：a. 表示采用 Fisher 精确检验。

老年人居家照顾服务需要和慢性病患者社区/村健康管理服务需要的城乡差异如表1-5所示。城市老年人对居家照顾服务的需要显著小于农村老年人，农村老年人对上门监测血压血糖心率等服务的需要率最高（58.54%），这可能与农村地区医疗卫生服务较低的地理可及性有

关，此外，农村老年人对就医用药指导（34.90%）、养生保健指导
（27.35%）的需要程度也较高。城乡慢性病患者对社区/村健康管理服
务的需要也存在显著差异（p<0.001），但城乡差距没有老年人居家照
顾服务需要大。城市和农村地区均有超半数的慢性病患者希望社区/村
基层医疗卫生服务拥有更好的技术水平。24.40%的城市慢性病患者希
望社区医疗卫生服务机构能通过手机端提供健康咨询、教育和指导类服
务；农村居民对手机端服务提供的需要率不高（7.60%），但有
23.25%的患者希望提供更便捷的转诊服务，该比例高于城市患者
（13.27%）。

表 1-5　　老年人居家照顾服务和慢性病健康管理服务需要内容

服务内容	城市（n,%）	农村（n,%）	χ^2	p
老年人居家照顾服务需要				
家政护理	72（4.94）	206（12.75）		
上门检测血压血糖心率等	101（6.93）	946（58.54）		
养生保健指导	68（4.67）	442（27.35）	239.7	<0.001
就医用药指导	72（4.94）	564（34.90）		
精神关怀	38（2.61）	228（14.11）		
慢性病社区/村健康管理服务需要				
手机提供咨询、教育、指导类服务	399（24.40）	205（7.60）		
更便捷的转诊服务	217（13.27）	627（23.25）		
更好的医疗技术水平（合理用药）	864（52.84）	1744（64.66）	453.4	<0.001
其他	84（5.14）	99（3.67）		
无更多期待	512（31.31）	679（25.18）		

四　需要关联结构

既往研究或实践常常容易忽视居民健康服务需要的关联结构（即
两项或多项健康服务需要共同出现的情况），服务的提供较为碎片化和
散在化。事实上，居民可能同时存在多种健康服务需要，满足居民的这
种"结块"需要，有助于提供更加多样化、个性化且以人为中心的服
务，能够最大限度地改善、维持并促进健康。本节将重点讨论居民健康
服务需要间的关联结构。

　　图 1-9 是居民健康服务需要分布情况的 upset 图，图中包含了仅有一项健康服务需要、同时有两项健康服务需要、同时有三项健康服务需要和同时有四项健康服务需要的人群分布情况（由于篇幅有限，图中仅展示了三类同时具有四项健康服务需要的情况，即最右边三列。以右数第四列为例，表示同时具有锻炼指导、中医保健和网络信息服务需要的人数为 763）。该 upset 图包含三个模块：①左侧柱状图模块，表示各组别的原始数量，即具有不同健康服务需要的人数，如最上方的柱子表示被调查的 15126 位居民中，有锻炼指导（图中用"PHYADV"指代）服务需要的人数约为 6000（准确数据为 6330 人）；②下方交集点模块，用点对应左侧服务项目，点与点之间的纵向连接表示服务项目之间的交集，单个点表示仅有单项健康服务需要，两点之间用线连接表示同时具有两项健康服务需要，以此类推；③上方柱状图模块，通过与下方交集点模块对应，表示该交集情况下的规模数量，如第一个柱子表示仅具有心理咨询服务需要的人数为 107，倒数第一个柱子表示同时具有锻炼指导、中医保健、网络信息和心理咨询服务需要的人数为 362。由于篇幅原因，图中仅显示人数大于 100 的单项或交集项。从 upset 图的结果可知，

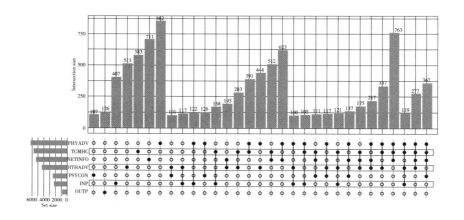

图 1-9　单项或多项健康服务需要的分布情况

　　注："PHYADV"表示锻炼指导服务需要，"TCMHC"表示中医保健服务需要，"NETINFO"表示网络信息服务需要，"HTHADV"表示健康指导服务需要，"PSYCON"表示心理咨询服务需要，"INP"表示住院服务需要，"OUTP"表示门诊服务需要。

针对上文提到的 8 项健康服务，被调查居民中仅具有单项健康服务需要的人数较少，占比偏低（约 20%），大多数居民同时具有两种及以上的健康服务需要，提示分析居民健康服务需要的关联结构（即需要共同出现的情况）是十分必要的，有利于进一步明确居民的健康服务需要并指导供方服务的"打包"供给；此外，在同时具有两项服务需要的居民中，同时具有锻炼指导和网络信息服务需要的居民人数最高（623人），其次为中医保健和网络信息服务需要组合（512 人）。随着共现服务项目数量的增长，居民人数逐步降低，大多数同时具有两项或三项健康服务需要，同时具有五项及以上服务需要的人数占比很少。

下文将利用关联规则分析验证居民健康服务需要的关联结构并计算健康服务需要间的关联强度。关联规则分析是一种数据挖掘技术，它可以寻找到大量现实数据中频繁共现的一对一、多对一、多对多组合，并利用相关指标计算对应组合中项目（或项集）间关系的关联度。关联规则可直观地表达数据中项目（或项集）间的联系，这种联系并不基于特定分布，是由各项目（或项集）在数据中的概率反映。关联规则分析中的重要指标包括支持度、置信度和提升度，具体为：

（1）支持度（Support）：$Support(A{\rightarrow}B) = P(D) = P(A{\cap}B)/P(D)$，表示在数据库 D 中，A 与 B 同时发生的概率。支持度越高，则反映该条关联规则越重要。支持度的取值范围为 [0，1]，如果 A 与 B 在数据库内所有样本中都没有出现，则关联规则 $A{\rightarrow}B$ 的支持度等于 0；如果 A 与 B 在数据库内所有样本中都出现，则关联规则 $A{\rightarrow}B$ 的支持度等于 1。

（2）置信度（Confidence）：$Confidence(A{\rightarrow}B) = P(B \mid A) = P(A，B)/P(A) = P(A{\cap}B)/P(A)$，表示在数据库 D 中，A 与 B 同时发生的个数占仅仅 A 发生的个数之比。置信度越高，则反映该条关联规则可信度越高。可信度的取值范围为 [0，1]，如果 A 与 B 无关，则它的可信度等于 0；如果规则前项 A 出现后项 B 必然出现，反过来前项 A 不出现后项 B 也不可能出现，则它的可信度等于 1。

（3）提升度（Lift）：$Lift(A{\rightarrow}B) = P(B \mid A)/P(B)$，表示在数据库 D 中，在 A 发生的情况下，B 发生的条件概率是 B 发生的非条件概率的倍数。提升度反映了关联规则中 A 与 B 的相关性。提升度的取值范围

为 [0，+∞)，当提升度小于 1 时，表明与不考虑 A 条件下 B 出现的概率相比，规则前项 A 的出现降低了规则后项 B 出现的可能性，此时为负相关规则；当提升度大于 1 时，表明与不考虑 A 条件下 B 出现的概率相比，规则前项 A 的出现增加了规则后项 B 出现的可能性，此时为正相关规则，提升度越高时，表示 A→B 的正相关性越高；当提升度等于 1 时，A 的出现与 B 的出现是独立的事件，互不影响，称该规则为不相关规则。

利用 Apriori 算法进行关联规则分析，结果如表 1-6 所示。

表 1-6   关联规则分析结果   单位:%

前项	后项	前项支持度	后项支持度	支持度	置信度	提升度
中医保健	锻炼指导	38.02	41.86	**21.12**	55.55	1.33
网络信息	锻炼指导	35.26	41.86	20.34	57.70	1.38
网络信息	中医保健	35.26	38.02	19.50	55.30	1.45
健康指导	锻炼指导	28.76	41.86	15.62	54.32	1.30
网络信息，中医保健	锻炼指导	19.50	41.86	12.39	**63.55**	1.52
心理咨询	锻炼指导	16.20	41.86	10.20	62.98	1.50
心理咨询	中医保健	16.20	38.02	9.40	58.04	1.53
心理咨询	网络信息	16.20	35.26	8.67	53.51	1.52
健康指导，中医保健	锻炼指导	14.30	41.86	8.27	57.84	1.38
心理咨询，中医保健	锻炼指导	9.40	41.86	6.28	66.81	1.60
心理咨询，网络信息	锻炼指导	8.67	41.86	6.05	69.79	1.67
心理咨询，网络信息	中医保健	8.67	38.02	5.96	68.80	1.81

居民健康服务需要最频繁的项集是中医保健服务需要与锻炼指导服务需要（支持度 21.12%，置信度 55.55%），表明这两项服务需要在全人群中最常同时出现。网络信息服务 & 中医保健服务需要与锻炼指导服务需要的置信度最高（63.55%），提示如果居民需要网络健康信息和中医保健服务，那么 63.55% 的可能性也需要锻炼指导。在预防保健类服务项目需要中，日常锻炼指导、网络健康信息和中医保健服务需要是较常共现的居民健康服务需要。

第三节 时代发展与居民健康服务需要演化

随着时光流逝、社会发展，居民的健康服务需要不断地演化。疾病谱由急性传染性疾病转向慢性非传染性疾病，健康服务需要极大地扩展；"银发浪潮"使居民健康服务需要在数量和结构上显著变化；城镇化进程助推需要发生结构性转变；信息化的快速发展以前所未有的方式激发居民形成新的服务需要……为了更好地满足需要，服务功能与能力也应当随之动态变化，甚至主动提前变化以做到"未雨绸缪"。

一 疾病谱改变深化了居民对健康服务的需要

伴随着医疗技术进步、人口结构变化、生活环境与行为方式转变，人类的疾病谱也在不断改变。抗生素未被发现以前，急性传染性疾病是导致死亡的主要疾病。近年来，尽管急性传染性疾病仍然是死亡的重要原因，但慢性非传染性疾病已成为威胁人类生命的头号疾病。据世界卫生组织 2018 年的数据，全球以心脑血管疾病、癌症、呼吸系统疾病和糖尿病为代表的慢性非传染性疾病导致的死亡人数占全球总死亡的 71%。《柳叶刀》杂志于 2019 年发表的一篇关于我国疾病负担的研究显示，1990—2017 年，中风和缺血性心脏病已取代下呼吸道感染和新生儿疾病，成为我国疾病负担的主要原因；近 30 年，我国传染性疾病、母婴疾病及营养相关疾病负担显著下降，慢性非传染性疾病负担增加。

随着疾病谱由急性传染性疾病向慢性非传染性疾病转变，居民不再满足于传统的疾病治疗或传染病防控服务，其需要从"卫生"服务扩展到健康促进、疾病预防、疾病治疗、康复服务、姑息治疗等全方位"健康"服务。非传染性疾病的风险因素众多，吸烟、不适当饮酒、非健康饮食、缺少运动等行为方式上的表现都会增加非传染性疾病的死亡风险，针对这些因素的干预措施与服务供给需要是传统卫生服务中未受到重视的，且部分服务需要的认知尚待供方引导。居民对基层医疗卫生服务的需要不断增长，因为非传染性疾病的发现、筛查和治疗是应对该类疾病的关键环节，基层卫生服务体系在这些环节中扮演了重要角色。早期针对行为方式的干预，以及早期的疾病发现与治疗，都将降低对更昂贵服务的需要。此外，居民的健康服务需要将不仅仅由卫生系统来满足，世界卫生组织指出需要采取一种综合性方法（即需要包括卫生、财政、交通运输、教育、农业、计划及其他所有部门的共同努力）来减轻非传染性疾病对个人和社会的影响。

二 老龄化推动了居民健康服务需要的增长

2002 年联合国秘书长在第二次老龄问题世界大会上谈到"世界正经历一场史无前例的人口转变"。老龄化问题现已成为一个世界性问题，而发展中国家老年人口的增长速度尤为显著，我国亦无可避免地受到"银发浪潮"的影响。中华人民共和国成立以来，我国人口年龄结构从年轻型变化为成年型后又转变为老年型。表 1-7 显示了我国人口老龄化发展态势，由表中数据可知，1999 年我国 60 岁及以上人口数量占总人口比例为 10.3%，65 岁及以上人口数量占总人口比例为 7%，从此进入老龄化社会。受生育水平较低、既往生育高峰、预期寿命延长和出生人口性别比失调等原因的影响，我国人口老龄化发展迅速，至 2039 年，我国老龄化水平将高达 30%。也就是说，1999—2039 年，我国将用短短 41 年时间便达到美、英、法等发达国家上百年才达到的人口老龄化程度。除发展迅速以外，我国人口老龄化还具有绝对规模大、高龄化显著、区域发展不均等特点。

表 1-7　　　　　　　　　我国人口老龄化发展态势

年份	总人口（亿人）	60+（%）	65+（%）
1990	11.695	8.6	5.6
1991	11.853	8.8	5.7
1992	11.999	8.9	5.8
1993	12.131	9.1	6.0
1994	12.251	9.3	6.1
1995	12.356	9.5	6.3
1996	12.453	9.8	6.5
1997	12.540	10.0	6.6
1998	12.616	10.1	6.8
1999	12.684	10.3	7.0
2000	12.744	10.5	7.2

续表

年份	总人口（亿人）	60+（%）	65+（%）
2001	12.804	10.7	7.4
2002	12.866	10.9	7.6
2003	12.930	11.1	7.8
2004	12.996	11.3	7.9
2005	13.066	11.5	8.1
2006	13.131	11.8	8.2
2007	13.194	12.1	8.4
2008	13.260	12.4	8.5
2009	13.326	12.8	8.7
2010	13.403	13.3	8.9
2011	13.479	13.7	9.1
2012	13.571	14.3	9.3
2013	13.665	14.8	9.6
2014	13.760	15.4	9.9
2015	13.857	16.0	10.3
2016	13.958	16.5	10.7
2017	14.066	17.0	11.1
2018	14.170	17.4	11.6
2019	14.263	17.6	12.1
2020	14.343	17.8	12.6
2021	14.412	17.9	13.1
2022	14.470	18.5	13.6
2023	14.517	19.4	14.0
2024	14.555	20.3	14.2
2025	14.584	21.1	14.3
2026	14.605	21.9	14.4
2027	14.619	22.6	15.0
2028	14.626	23.5	15.9
2029	14.628	24.5	16.6
2030	14.624	25.3	17.4
2031	14.616	26.2	18.1

续表

年份	总人口（亿人）	60+（%）	65+（%）
2032	14.605	27.0	18.8
2033	14.591	27.7	19.6
2034	14.574	28.2	20.4
2035	14.56	28.7	21.2
2036	14.537	29.1	21.9
2037	14.518	29.4	22.5
2038	14.499	29.7	23.1
2039	14.481	30.0	23.5
2040	14.463	30.2	23.9
2041	14.445	30.4	24.2
2042	14.426	30.7	24.3
2043	14.406	30.9	24.5
2044	14.384	31.1	24.7
2045	14.359	31.4	24.8
2046	14.330	31.9	24.9
2047	14.297	32.4	25.2
2048	14.259	33.0	25.3
2049	14.216	33.6	25.4
2050	14.167	34.1	25.6

资料来源：总报告起草组、李志宏：《国家应对人口老龄化战略研究总报告》，《老龄科学研究》2015 年第 3 期。

老龄化引起了居民健康服务需要在数量和结构上的显著变化。数量上，老年人患病率、发病率、慢病率和共病率较一般人群明显增加，其卫生服务利用也较一般人群高。美国卫生服务调查显示，65 岁以上老年人的人均医疗费用是一般人群的 4 倍多。结构上，除对预防保健及诊疗服务的需要外，老龄化社会中居民对康复、护理等延续性健康服务的需要也大幅增长；老年人对未来健康服务方式的需要不仅仅局限于医疗机构内的"被动"型服务，还需要面向社区和家庭的"主动"型服务。老年人主要生活在社区，对基层医疗卫生服务的需要显著增加，但当前我国基层卫生服务体系的能力尚不能满足日益增长的老龄化社会带来的基层医疗卫生服务需要。同时，未来我国卫生服务体系还需加强对老年病专科医院、老年护理院、康复医疗机构和临终关怀机构的建设与投入。世界卫生组织提出的健康老龄化概念认为，健康老龄化包括了生理健康、心理健康、行动能力和社会功能健康，更是扩大了老龄化社会居民健康服务需要的范围。

随着老龄化带来的居民健康服务需要数量、内容和结构上的增长，服务保障的需要也自然会相应提升。我国医疗保险制度的建设在过去几十年间取得了长足的发展，实现了"广覆盖"，但由于制度设计面向的是全人群，强调了公平性和普适性，目前的保障水平却较低，不同年龄段人群医疗保障需要的差异也未受重视。老年人健康服务需要需求多，疾病经济负担更重，随着人口老龄化的发展，居民对医疗保障的需要必然会提出更高要求。

三 城镇化助推了居民健康服务需要的转变

改革开放以来，随着工业化发展、经济加速和劳动力自由流动，我国城镇化进程步入快速发展阶段。1989 年，全国人民代表大会通过的《中华人民共和国城市规划法》标志着我国城镇化发展迈入法制化轨道。2000 年，中共中央、国务院印发《关于促进小城镇健康发展的若干意见》，提出发展小城镇以带动农村经济和社会发展的大战略。2002 年，党的十六大提出坚持大中小城市和小城镇协调发展。我国城镇化快速发展至 2012 年，党的十八大提出"走中国特色新型城镇化道路"，由此我国城镇化开始进入提质发展新阶段。我国城镇化水平不断提高，1990 年，我国常住人口城镇化率仅为 26.41%，至 2011 年末，常住人口城镇化率就超过 50% 达到 51.27%。2018 年末，常住人口城镇化率比 2011 年又提高了 8.31%，户籍人口城镇化率达到 43.37%。

城镇化对人群健康的影响是双向的，既往研究结论也不尽一致。一方面，城镇化能带来更好的医疗资源、教育机会、收入水平和经济机会，提高人群总体健康水平；另一方面，城镇化造成的环境污染和人们不良生活方式的形成也会损害健康状况。城镇化对健康状况的影响会造成居民健康需要与需求的变化。首先，随着城镇化的推进，大量农村居民涌入城市，人口密度上升将导致传染病的发病风险增加、防控难度提升；其次，农村居民进入城市以后，更高的生活压力、久坐行为和快餐饮食等城市习惯可能加剧精神疾病、心血管疾病等慢性病的患病情况，居民对心理咨询、体育锻炼指导等过去未受到充分重视的新型服务需要将增加，对慢病预防与管理服务也将提出更高的要求；此外，城镇化带来的空气污染问题将会造成以呼吸系统疾病为典型代表的多种健康问题，研究显示慢性病急性发作造成医疗卫生机构门急诊人次增加与环境污染加剧高度相关。最后，城镇化造成的健康服务需要城乡差异问题值得关注。城市户籍居民、留守农村居民以及流动人口的突出健康问题和健康服务需要不尽相同。城镇化推进过程中城市医疗卫生基础设施与资源得到提升的同时，城市与农村之间差距可能也在加大，激发卫生资源相对短缺、信息素养相对较低的农村居民未认识到的健康服务需要并满足其需要是解决城乡不公平的重要问题。随着城镇化的进展，促进流动人口健康已然成为一个不容忽视的社会问题。流动人口由于是经过了就业单位"健康选择"的群体，所以健康状况相对较好，但因为工作和居住环境较差，其慢性病患病风险高。由于社会支持不足，流动人口的心理健康状况较差，对心理健康服务的需要较高。将流动人口的健康服务需要转化为需求、进一步弥合健康服务需求与服务供给之间的差距等问题亟待解决。

四　信息化激发了新健康服务需要的形成与满足

信息化是当下时代发展的大趋势，全球信息与信息技术革命正在推动人类社会向信息时代过渡。信息化的日新月异改变了人们生活工作的方式，并以前所未有的方式决定着人类社会的发展方向。健康领域中，信息化的发展深刻影响着健康服务的供给。远程医疗、诊断决策算法、智能设备为临床诊断治疗、慢病管理等传统服务提供了补充与支持；电子健康记录、电子处方、服务过程自动化（如 eICU 中的生命参数检测、远程预约等）等数字化服务完全替代了传统的服务方式，极大地提高了服务效率；信息化还带来了新型健康服务，如医院物流机器人、医疗聊天机器人、长期病患者的远程监控等。信息化影响健康服务供给的同时，也促进了居民健康服务需要的形成与满足。远程医疗、互联网医院等医疗卫生服务的出现，打破了原本地理上的限制与隔绝，提高了卫生资源相对缺乏、地理位置相对偏远地区居民的卫生服务可及性，将居民原来未认识到的需要、认识到却未满足的需要向需求转变；可穿戴设备等智能设备能实现慢性病患者和医生对病情进行实时监测与管理，电子健康档案的建立与逐步开放能让居民随时随地查询利用其健康记录，在线预约挂号、在线转诊、在线检查结果查询和线上支付等便民服务优化了服务流程、极大地提升了居民看病就医的便利程度，这些信息化带来的替代性服务使居民的传统健康服务需要得到升级；互联网平台购药送药服务让患者买药取药如同网络购物一般容易，还有医疗聊天机器人（如心理健康咨询机器人、养老陪伴机器人等）等新型健康服务形式的出现均塑造了居民新的健康服务需要。

五 文化传承促进了中医药服务需要的发展

"一株小草改变世界，一枚银针联通中西，一缕药香穿越古今。"凝结着深邃的哲学智慧，历经了几千年的发展，中医药是中华民族的绚丽瑰宝。改革开放以来，我国中医药文化在社会发展的演进与政策方针的指引下得到了长足发展，先后历经了资产化发展（改革开放至21世纪初）、情境化发展（21世纪初至中国共产党第十八次全国代表大会）、生态化发展（中国共产党第十八次全国代表大会至今）三个阶段。

中医药文化资产化发展阶段，我国社会生产力水平低，国家的发展目的以提高生产力、解决温饱问题为主，在此基础上逐步提高物质与文化生活水平。这一阶段中医药文化的发展以成立科研、学术机构，开展学术会议，创办期刊等形式将文化积累转化为社会资产。中医药文化情境化发展阶段，人民的文化需求在解决温饱问题的基础上得到提升，中医药文化发展逐步落脚到社会服务，通过规范化医疗卫生机构中医药服务管理、增设学科、建立宣传教育基地、举办文化节等方式，为中医药文化的传播落实创造现实情境，使其逐步向社会服务转化。生态化发展阶段，人民生活水平显著提高，物质与文化需求升级，基于前面几个阶段的发展，我国中医药文化发展走向与医疗、保健、科研、教育、产业融合的探索创新发展阶段。中医药文化的振兴既为我国中医药事业发展提供了坚实的根基，也进一步推动了居民中医药服务需要的发展。2016年起，由国家中医药管理局办公室和国家卫健委宣传司在全国范围内开展的中国公民中医药健康文化素养①调查结果显示，2020 年我国公民中医药健康文化素养水平达到 20.69%，较 2016 年的 12.85%增长了约 8 个百分点；2016—2020 年，中医药健康文化素养五个维度均呈明显增长趋势；与此同时，城乡之间以及地区之间的中医药健康文化素养水平差异逐年减小。伴随着居民中医药健康文化素养水平的提升，居民对中医药健康服务的需要也逐步增长。中医强调"治未病"，中医独特的养生保健文化，早已深深融入中国人的起居饮食之中；中医"未病先防、既病防变、瘥后防复"的思想与疾病谱转变后现代人预防慢性病的需要不谋而合；中医药在影响健康的重大疾病（如癌症等）治疗中也起到了不容忽视的作用；中医"简、便、验、廉"的特点与基层医疗卫生服务"低收入、高效益、低成本、广覆盖"的要求相契合，在基层医疗卫生服务体系中得到了广泛的应用，并受到了广大居民的认可。

第四节　家庭内的相似健康服务需要

一　家庭对居民健康服务需要的影响

　　家庭是最基本、也是最重要的社会单元，疾病在家庭中产生、持续或消除，且家庭是其成员利用医疗卫生服务的决定性因素并为其成员承担相应医疗费用。此外，家庭成员共同生活在同一个家庭环境中，拥有基本一致的生活方式、饮食习惯以及对待健康和疾病的态度。实证研究证实了家庭成员间具有相似的医疗卫生服务利用特征。家庭层面的倾向性因素往往是导致一些家庭的健康服务需要及利用多于其他家庭的重要原因，如①家庭结构，特殊家庭成员（如儿童、老人或慢性病患者）的存在会导致整个家庭利用更多的医疗卫生资源，甚至包括不必要的利用；②家庭生命周期，家庭生命周期是一个家庭形成、发展直至消亡的过程，可以根据家庭人口变化、子女离家、重大变故等事件将家庭生命周期划分为形成、扩展、稳定、收缩、空巢与解体 6 个阶段，不同生命周期家庭成员的卫生服务利用存在差异；③健康信念，更重视健康的家

---

　　①　中医药健康文化素养水平是指具备基本中医药健康文化素养的人占总人群的比例，包含中医药基本理念、中医药健康生活方式、中医药公众适宜方法、中医药文化常识、中医药信息理解能力 5 个维度。

庭利用健康服务的倾向性更高，家长因为一些小病小痛而就诊的习惯可能会传递给孩子。当前我国医疗卫生服务针对居民个体提供，然而对于那些家庭成员共有的健康影响因素或健康服务需要，或许今后可以以家庭为单元进行干预或服务供给。

（一）家庭健康服务需要场域

早在 20 世纪 20 年代，物理学家就有了关于场域理论（filed theory）的描述，他们认为描述物理现象最重要的不是物质本身，而是物质所在空间的场域，场域中的诸多因素（包括温度、压力、位置等）均会对事件或现象造成影响。当场域理论用于社会科学范畴时，其试图描绘的是行为发生场域的复杂性和整体性。德裔美国心理学家库尔特·勒温（Kurt Lewin）将场域定义为"相互依存的共存事实的整体"，法国社会学家皮埃尔·布迪厄（Pierre Bourdieu）认为，场域是一个社会学分析单位，可被定义为"在各种位置之间存在的客观关系的一个网络"。正所谓"一花一世界，一叶一菩提"，布迪厄认为我们生活的社会中有许多相对自主的"小世界"，每一个"小世界"都有自身独特的运作规则。场域理论是理解个体认知、情感、行为方面的有用框架，通过将个体放置于合适的场域内，了解个体认知、情感或行为发生的情境以及影响个体的各种因素来更好地理解个体认知、情感与行为本身。同样地，当我们想要描述居民健康服务需要时，重要的不仅是其本身，也包括其所在空间的场域。家庭对居民健康服务需要具有重要影响，且家庭是居民成长生活的社会单元，因此，将家庭作为理解居民健康服务需要的场域是合适的，场域范围不至于过大使研究过于复杂，同时也能为分析居民健康服务需要提供更系统丰富的视角。每一个家庭场域都有自己独特的运作逻辑，比如资源分配方式、饮食行为习惯、成员间的互动方式等。

场域理论中有两个重要的概念——资本和惯习。资本是场域运行的手段和目的，可分为经济资本、文化资本、社会资本和符号资本四大类，不同类型资本的主次排序随场域的变化而变化。惯习是以特定方式进行感知、思考并行动的倾向，它在一定条件下以某种形式内化于场域中的行动者。资本、惯习与场域的关系可理解为：场域中的行动者利用自己所占有的资本选择一定的惯习进行学习和适应，进而在场域中占据有利位置。

家庭健康服务需要场域也包括经济、文化、社会和符号资本四个类别。对不同的家庭，甚至同一个家庭的不同时期来说，占据主导地位的资本可能都不一样，不同主导性资本对家庭及其成员健康服务需要的影响也存在差异。第一，经济资本。经济资本是由收入、财产等组成的经济实力。收入越高的家庭具有更高的获取健康服务的能力，健康服务需要与可及性也相对更高。然而，对于低收入家庭来说，收入在一定范围内的增加并不一定会带来健康服务需要的增长，因为低收入家庭更倾向于利用健康资本来获取更多的收入。第二，文化资本。文化资本指任何与文化或文化活动有关的有形或无形资产，布迪厄将文化资本分为身体化形态、客观形态以及制度形态三种形态。家庭健康服务需要场域中，家庭成员的健康服务需要主要受到身体化形态文化资本（包括健康教育、家庭传统、家庭氛围、健康观念等）的影响。第三，符号资本。符号资本在其他资本具象、合法化后取得的，例如在家庭健康服务需要场域中，家庭角色（如户主）可认为是多种资本具象化后的符号资本。家庭资源在家庭成员间的分配以及家庭成员的健康服务需要均可能因家庭角色的不同而存在差异，例如农村具有劳动能力的男性可能拥有更多的健康资源，其健康状况更受家庭重视。第四，社会资本。社会资本指个人或集体在所处环境下的各种关系网以及由此累积起来的资源的总和。家庭健康服务需要场域中，社会资本主要包括所处的相关家庭成员、社区其他家庭、教育体系、健康服务提供体系等。惯习包括个体所具备的知识和个体对世界的理解，惯习要求场域内的成员按照规则行动。家庭健康服务需要场域中，惯习是感知家庭健康服务需要、思考如何满足家庭健康服务需要并利用资本使家庭健康服务需要最大化满足的倾向。

（二）场域理论下家庭健康服务需要模型

家庭健康服务需要场是依据家庭中占据主导地位的资本，结合家庭外层场域各客观主体（包括社区其他家庭、医疗卫生服务提供机构、医保部门、教育机构等）的影响，形成家庭成员之间相互联系的健康服务需要惯习。来自同一地区的家庭具有相似的社会资本，因此下文仅讨论经济资本、文化资本和符号资本主导下的家庭健康服务需要模型。

经济资本主导下的家庭健康服务需要模型如图 1-10（a）所示，模型左侧为具有不同程度经济资本的家庭，为简化模型，这里仅按照经济资本拥有量将家庭分为高收入和低收入家庭两类，外围是家庭外层场域影响健康服务需要的主体（包括社区其他家庭、医疗卫生服务提供机构等）。模型右侧为健康服务需要，包括家庭成员间共同的健康服务需要（如基本公共卫生服务需要）、相互影响的健康服务需要（如锻炼指导服务需要）以及独立的健康服务需要（即成员特有的个性化服务需要）。家庭经济资本不同，健康服务需要的范围以及家庭成员间健康服务需要的相似程度也会不同。高收入家庭健康服务需要的范围更广泛，成员的个性化需要更突出，低收入家庭则以家庭成员间共同的健康服务需要为主。文化资本主导下的家庭健康服务需要模型如图 1-10（b）所示。家庭健康服务需要场域的文化资本由家庭内外部文化环境共同塑造，根据文化资本来源的不同，将其分为家庭内部文化、家庭外部文化和地区健康制度。不同的文化资本可能影响不同健康服务需要的形成，最终在来源各异的文化资本的相互作用下呈现家庭健康服务需要的形式与特点。基于家庭内部文化的健康服务需要主要受家庭教育、家庭氛围和家庭传统等因素影响；基于家庭外部文化的健康服务需要主要受家庭所处的特定社区文化环境的影响，如社区对于运动健身、中医药文化的宣传可能提高家庭对锻炼指导服务和中医药服务的需要；地区健康制度通常由区域宏观经济、社会、人口、地理环境以及卫生服务体系综合水平等因素共同决定，地区健康制度下的健康服务需要通常具有明显的地域特征和一致性，例如偏远地区居民对远程医疗服务的需要。不同家庭可以呈现不同来源文化资本主导下的健康服务需要形态，一般占据主导地位的文化特征决定了家庭健康服务需要的基本形态，次要文化和个性文化特征下的健康服务需要塑造了家庭健康服务需要最终形态的多样性。符号资本主导下的家庭健康服务需要模型如图 1-10（c）所示。模型左侧为根据符号资本划分的家庭类型。家庭角色是各类资本具象化后的符号资本，因此根据家庭角色的不同，将家庭分为成长倾向型、支柱守护型和重点保护型三类。不同类型家庭的健康服务需要形态也不一样，成长倾向型家庭倾向于将健康资源向年轻家庭成员倾斜，以满足年轻成员的健康服务需要为主，该类家庭的健康服务需要以健康促进和疾病预防类服务需要为主。支柱守护型家庭则以家庭经济来源成员的健康服务需要为主，包括健康管理、疾病治疗等服务需要。重点保护型家庭则以健康状况最差的家庭成员的需要为主，主要包括疾病治疗、慢病管理以及临终关怀等服务需要。尽管不同家庭类型中的主要健康服务需要存在差异，但家庭健康资源均向这些需要倾斜，如模型中的右侧模块所示，这些需要可被称为核心角色的健康服务需要。此外，次要角色和边缘角色的健康服务需要会因家庭经济状况、家庭文化等因素得到不同程度的满足。

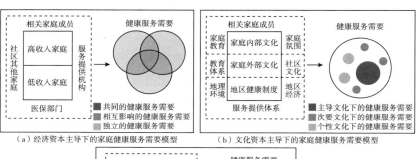

（a）经济资本主导下的家庭健康服务需要模型　　　（b）文化资本主导下的家庭健康服务需要模型

（c）符号资本主导下的家庭健康服务需要模型

图 1-10　家庭健康服务需要模型

二　家庭健康服务需要一致性

相似的生活环境与习惯使得家庭成员的健康服务需要具有一定程度的一致性，探讨家庭健康服务需要的一致性问题能为以家庭为单位的整合型健康服务提供证据支持，并有助于进一步促进家庭医生签约服务、提高基层健康服务效率以及提升居民健康服务满意度。空巢，意指小鸟离巢后巢中无鸟的情景，后延伸为子女离家后父母独自在家的状态。在人口老龄化背景下，空巢家庭已成为一个不容忽视的社会现象。空巢家庭作为家庭生命周期的后期阶段，由于家庭氛围的不足、精神生活的单调以及社会支持的缺位，空巢家庭的健康问题（尤其是空巢老人的健康状况）不容乐观。

本节将以农村地区空巢家庭为样本①，分析家庭健康服务需要一致性现状。健康服务需要项目有医疗服务、高血压随访、互联网医疗、体检、家庭医生服务、健康教育、心理健康服务和中医服务，医疗服务需要的分析选项包括自我医疗、门诊就诊、住院和未治疗，其他需要项目的分析选项仅包括是与否。延续本节第一小节的讨论，借助场域理论，分析家庭健康服务场域中不同资本对家庭健康服务需要一致性的影响。纳入分析的资本包括经济资本、文化资本、符号资本和健康状况。由于特定区域家庭的社会资本相似，故不纳入分析；健康状况对居民健康服务需要具有重要影响，故将健康状况纳入分析。经济资本用家庭总收入测量，年收入高于总样本平均年收入的家庭为高经济资本家庭，其余为低经济资本家庭（占总样本量比例为63.26%）；文化资本用受教育程度测量，家庭成员的受教育程度均在初中及以下时，可认为该家庭的文化资本较差，其余家庭的文化资本较好（52.76%）；符号资本用家庭角色，即是否户主测量，样本家庭主要分为男性户主家庭（94.65%）和女性户主家庭；健康状况用自评健康得分测量，判定得分高于总样本自评健康得分均值的家庭健康状况良好（52.76%），其余家庭的健康状况则较差。

不同经济资本主导下的空巢家庭健康服务需要一致性分析结果如表1-8所示。家庭健康服务需要一致性用健康服务选择一致的家庭占家庭总数的百分比测量，当家庭成员对健康服务需要项目的选择一致时，该家庭为健康服务需要选择一致的家庭。由结果可知：

第一，空巢家庭健康服务需要的一致性较高，除了医疗服务这一类项目，其他服务项目需要的一致性均大于50%。针对不同的服务项目，空巢家庭健康服务需要的一致性程度存在差异。不论主导性家庭资本为何，空巢家庭成员对于高血压随访、互联网医疗和心理健康服务的一致性均较高。参与调查的1606位农村空巢家庭居民的平均年龄较高（63

① 数据来源于新时期中国居民健康服务需要调查。样本纳入标准为：①家庭成员均在居住地生活6个月以上，②家庭成员包括夫妻双方，③家庭成员年龄均大于50岁。最终样本量为803户、1606人。

岁），高血压随访服务需要的一致性可能与较高的患病率有关，而互联网医疗服务一致性程度高的原因主要在于农村老年人互联网使用率低，空巢家庭夫妻双方均不需要此类服务，此外，物质与精神生活环境的相对单调与一致使得空巢家庭夫妻的心理健康服务需要一致性较高。以上结果提示基层医疗卫生服务在提供医疗服务以外的健康促进及预防保健类服务时可以考虑家庭成员间服务需要的一致性，以家庭医生签约服务为抓手，为辖区家庭提供打包式服务。

表1-8　　　不同资本主导下的空巢家庭健康服务需要一致性现状　　　单位:%

	医疗服务	高血压随访	互联网医疗	体检	家庭医生	健康教育	心理健康服务	中医服务
经济资本								
高	40.00	81.81	98.61	58.98	57.29	58.16	70.07	65.65
低	40.48	91.43	98.99	52.66	59.88	57.82	74.46	62.08
χ^2	0.02	0.62	0.21	2.56	0.72	0.14	0.69	1.10
文化资本								
较差	39.24	96.30	98.44	56.89	58.40	57.29	73.87	64.63
较好	40.98	78.95	99.24	53.10	59.45	58.60	71.82	62.19
χ^2	0.11	3.20*	1.06	0.80	0.04	0.16	0.30	0.83
符号资本								
男户主	41.15	88.37	98.91	54.97	59.15	57.85	73.80	63.50
女户主	40.35	88.62	98.80	55.91	58.97	57.56	73.13	63.15
χ^2	1.40	0.75	0.32	0.01	0.30	0.08	5.71**	0.05
健康水平								
良好	46.05	76.47	98.54	55.34	53.79	58.95	76.85	64.35
较差	36.29	96.55	99.18	54.26	62.73	56.27	68.00	62.10
χ^2	3.00*	4.05**	0.69	0.23	4.54**	0.84	10.13**	0.34

注：*代表 $p<0.1$，**代表 $p<0.05$。

第二，不同场域资本对空巢家庭健康服务需要一致性的影响不同。经济资本对空巢家庭健康服务需要一致性程度的影响不显著，即高经济资本家庭与低经济资本家庭在各类健康服务需要一致性上的表现相似。

原因可能在于家庭经济状况是家庭维持与发展的基础，一方面，经济状况决定了家庭日常生活（包括饮食、居住等）的水平，继而对家庭成员的健康状况具有相似的影响；另一方面，家庭成员的健康服务需要可能是基于家庭经济状况的共同选择结果，如经济状况好的家庭成员可能同时具有更多的体检需要，经济状况差的家庭成员则同时不太需要体检服务。文化资本对高血压随访服务一致性具有显著影响，即受教育程度低的家庭对高血压随访服务的一致性程度显著高于受教育程度高的家庭。患者年龄越大，文化程度越低，血压控制效果越差，受教育程度低的家庭可能由于较低的健康素养和较高的同时患病情况导致对高血压随访服务需要的高一致性。文化资本较好家庭的健康素养和健康意识相对更高，家庭成员的健康服务需要更容易呈多样化态势。健康状况对医疗服务、高血压随访、家庭医生和心理健康服务需要一致性均具有显著影响。健康状况良好的家庭对医疗服务和心理健康服务需求的一致性高于健康状况较差的家庭，这可能由于健康状况良好的家庭以常见多发病为主，成员间特异性疾病少，故医疗服务需要一致性高，而心理健康状况受生理健康状况影响较大，因此健康状况较好的家庭心理健康状况也相对更好，心理健康服务需要差异更小。健康状况较差的家庭对高血压随访和家庭医生服务需求的一致性程度更高，提示这类家庭可能成为高血压健康管理和家庭医生签约服务的重点关注对象。

我国家庭观念浓厚，家庭健康服务需要的一致性提示空巢家庭可能适合家庭打包式健康服务提供模式。家庭医生签约服务是当前我国探索以家庭为单位服务提供模式的代表，随着老龄化进程和疫情常态化发展，家庭亦可为医养结合服务、疫情防控服务的最小单元。家庭场域中，文化资本、符号资本和健康状况均对家庭健康服务需要的一致性产生影响，因此，以家庭为单位的健康服务提供需要关注不同家庭的场域资本，对不同场域资本的家庭做进一步细分，明确不同类型家庭健康服务需要的一致性程度，实现居民健康的家庭"精细化"管理。

第二章

服务功能：理想状态下的能力

第一节 基层医疗卫生服务的基本功能

一 远不止诊疗服务

一个国家的基本医疗卫生服务（primary care）对其居民健康的积极影响已被反复证明。每个国家的基本医疗卫生服务应当根据居民的服务需要而设计、实施、评估与更新。发达国家的基本医疗卫生服务提供系统主要为满足其居民的慢性非传染性疾病及持续协调的门诊服务需要而设计；而许多发展中国家的基本医疗卫生服务体系则强调居民对急性传染性疾病、传统公共卫生服务以及急性疾病治疗的需要。

基本医疗卫生服务有多种多样的定义，归纳起来，这些定义可以被分为以下几个类别，包括：

（1）由某些医生提供的服务，例如，一些拟议立法将基本医疗卫生服务的医学专业列为家庭医学、普通内科、普通儿科和妇产科。基本医疗卫生服务专家和团体还包括执业护士和医师助理。

（2）一系列活动，其功能限定了基本医疗卫生服务的界限，如治疗或减轻常见疾病和残疾。

（3）卫生服务的层级，即作为卫生系统的入口，该系统包括二级卫生服务（由社区医院提供）和三级卫生服务（由医疗中心和教学医院提供）。

（4）一系列属性，如 1978 年美国医学会定义的"可及、全面、协调、连续和负责任的服务"或 Starfield 于 1992 年定义的"以首诊、可及、连续和全面性为特征的服务"。

（5）一种组织卫生服务系统的策略，如以社区为导向的基本医疗卫生服务，该策略优先考虑社区卫生服务并为其分配资源，较少强调基于医院的、技术密集的、急性病的医疗卫生服务。

目前，基本医疗卫生服务的概念并无统一界定，Safran 于 1994 年指出导致基本医疗卫生服务缺乏一个清晰明确的共识性定义的原因之一在于"基本"（英文即对应"primary"）一词的模糊性。如果将"基本"理解为时间或顺序上的第一，这将导致"基本"的概念相对狭窄，即"首次接触"（first contact），亦即卫生服务提供的切入点或入口。"基本"的这一含义只能意味着上述基本医疗卫生服务概念分类中的一种类别，在该类别的定义下，患者将通过基本医疗卫生服务被转移到更高层级的卫生服务中。另外，如果从"首要的"、"最重要的"或"主要的"意义上理解"基本"，那么基本医疗卫生服务则可以被更好地理解为卫生服务的核心和基础。"基本"的这一含义意味着基本医疗卫生服务是一个多维的概念，即应该从多个类别角度来理解基本医疗卫生服务。尽管对于某一类人群来说，单一维度的定义可能更明确有用，如制定人力政策的决策者可能需要决定谁必须提供或不提供基本医疗卫生服务，那么上述类别一的界定可能是最优的；然而，多维度地理解和解释基本医疗卫生服务有助于更丰富地讨论一系列与基本医疗卫生服务相关的问题，并能比任何单一维度的定义都更能改善整体卫生服务。

美国医学会于 1996 年在一份研究报告中对基本医疗卫生服务的概念界定是目前学界最受认可的定义之一："基本医疗卫生服务是医务人员对整合的、可及的医疗卫生服务的提供，这些医务人员负责满足大多数个体医疗卫生服务需要，与患者建立可持续的关系，并在家庭和社区范围内开展实践。"① 在该定义中，整合的医疗卫生服务意在表达服务提供是全面的（强调一个患者生命周期内的任何健康问题）、协调的（强调提供满足患者需要的健康服务与信息的组合，同时也强调这些服务之间的联系与排序）和连续的（强调同一个人或医务人员团队持续

---

① 原文为：Primary care is the provision of integrated, accessible health care services by clinicians who are accountable for addressing a large majority of personal health care needs, developing a sustained partnership with patients, and practicing in the context of family and community.

提供服务，以及健康信息的及时有效沟通），即无缝的服务过程。整合需要结合不同地点、不同层级和不同时间（最好是整个生命周期）的事件和有关事件的信息。可及的是指患者可以轻松地就任何健康问题与医务人员进行互动（例如，通过电话或在机构内），包括消除地理、经济、行政管理、文化和语言等障碍。医疗卫生服务指卫生服务人员提供或指导提供的一系列服务，旨在促进、维持和恢复健康。医务人员指使用科学知识并有资质向患者提供个人健康服务的个体。大多数个体医疗卫生服务需要指基本医疗卫生服务人员的基本特征：他们接受患者带来的所有问题，不受问题或器官系统的限制；通过接受适当的培训来诊断和管理大部分问题，并适时让其他医疗卫生人员参与进一步评估或治疗。个体医疗卫生服务需要包括涉及个体功能的身体、心理、情感和社会问题。患者指因疾病或健康促进与疾病预防问题与医务人员互动的个体。家庭与社区范围是对患者的居住环境、家庭动态性和文化背景的理解。

基本医疗卫生服务的服务范围包括下列几大类别：

（1）急病服务（acute care）：①基本医疗卫生服务医生评估患者症状。相关健康问题可能包括急性、轻症的自限性疾病，可能威胁生命的一系列复杂症状或精神问题。基本医疗卫生服务医生适时安排专科医生的进一步评估。②当患者急病问题超出医生的管理范围时，为患者安排该问题的其他处理方式。

（2）慢病服务（chronic care）：基本医疗卫生服务医务人员①作为一些慢病患者的主要服务提供者并提供适当的咨询；②与另一些需要专科医生提供主要服务的慢病患者提供协作支持。基本医疗卫生服务医务人员协助管理并发疾病、提供疾病预防服务（如筛查、免疫以及生活方式咨询服务）以及提供患者家庭与所处社区的相关信息。例如，协助管理风湿关节炎患者的皮炎、高血压或上呼吸道感染。

（3）预防和早期发现（prevention and early detection）：基本医疗卫生服务医务人员为所有患者提供定期健康评估，包括筛查、咨询、风险评估和患者教育。定期健康评估是基本医疗卫生服务的自然组成部分。基本医疗卫生服务必须了解与这些疾病相关的风险因素（包括遗传风险），以及及时发现疾病的早期阶段。

（4）协调转诊（coordination of referrals）：基本医疗卫生服务医务人员协调患者的转出与转入，为需要转诊到其他机构的患者提供相关建议与健康教育。

根据世界卫生组织对基本医疗卫生服务的定义，基本医疗卫生服务的服务范围包括从健康促进和疾病预防到治疗、康复和姑息治疗的连续过程。美国家庭医生协会认为基本医疗卫生服务包括健康促进、疾病预防、健康维持、咨询、患者教育以及急慢病诊断与治疗。加拿大卫生部在对基本医疗卫生服务的定义中认为基本医疗卫生服务应包括健康促进、疾病与伤害预防以及疾病与伤害的诊断与治疗。《中华人民共和国基本医疗卫生与健康促进法》中定义基本医疗卫生服务为维护人体健康所必需、与经济社会发展水平相适应、公民可公平获得的，采用适宜药物、适宜技术、适宜设备提供的疾病预防、诊断、治疗、护理和康复等服务。本书中所谈的基层医疗卫生服务是由基层医疗卫生机构提供的服务[①]。基层医疗卫生机构作为基本医疗卫生服务提供的主体，其服务范围同样涵盖了上述多种类型的服务。综上可知，基层医疗卫生服务的范围远不止诊疗服务。此外，基层医疗卫生服务不仅需要关注传统意义上个体患者的健康与服务，还应关注患者所处的家庭和社区，这要求基层医疗卫生服务医务人员了解与社区多发疾病和死亡相关的主要原因并意识到家庭与社区中存在的健康危险因素（如家庭暴力、职业风险、流行病等）。

二　补"短板"做居民健康"守门人"

基层医疗卫生服务的功能包含了从健康促进与疾病预防、疾病诊疗到康复服务与安宁疗护等一系列针对健康—疾病连续状态的服务提供，但当前我国基层医疗卫生服务仍然以疾病诊疗服务提供为重点内容。尽管我国自 2009 年新医改以来便实施了国家基本公共卫生服务项目，项目服务包中囊括了健康促进、疾病预防、慢病管理等服务的内容，但在具体实施过程中，由于政府的绩效评价指标多为过程导向的指标（如

---

① 基层医疗卫生机构提供的服务均为基本医疗卫生服务，但基本医疗卫生服务不一定全由基层医疗卫生机构来提供。基层医疗卫生机构是基本医疗卫生服务提供的主体，但仍有少数基本医疗卫生服务由其他机构提供，如专业公共卫生机构提供少量基本公共卫生服务（我国基本医疗卫生服务包括基本公共卫生服务和基本医疗服务）。

随访记录表格填写情况）而非结果导向的指标，故基层医疗卫生机构的公共卫生服务提供更多地关注于形式上任务的完成（包括建档填表、随访记录等）而非服务质量与居民健康结果的提升。我国由慢性非传染疾病造成的死亡率由 2008 年的 4.8/1000 上升至 2016 年的 5.7/1000，具体疾病指标的控制率（如血糖控制率）仍旧较低。此外，康复和安宁疗护等服务也并未在基层医疗卫生机构中全面开展。美国管理学家劳伦斯·彼得提出的"木桶理论"强调一只木桶能盛多少水，并不取决于最长的那块木板，而是取决于最短的那块木板。因此，如果将基层医疗卫生服务的各项服务功能比作组成木桶的一块块木板，将居民的健康程度比作木桶容量，那么一味地强调与提升医疗服务能力而忽视基层医疗卫生服务的其他功能并非明智之举，弥补"短板"让各类服务功能均衡发展才能"盛接"更多"健康之水"。

以康复服务为例，《健康中国背景下基层卫生服务能力提升研究：理论与机制》课题对全国东中西部 36 个县区 836 个基层医疗卫生机构（主要包括乡镇卫生院和社区卫生服务中心）服务项目开展情况的调查结果（见表 2-1）显示，近半数（42.9%）的基层医疗卫生机构未开展康复服务，其中，乡镇卫生院未开展康复服务的机构占比（45.5%）高于社区卫生服务中心（38.8%）。在开展康复服务的机构中，平均开展康复服务的项目种类数仅为 12 项（调查总项目种类数为 75 项①），机构间开展服务项目种类数差异较大，开展康复服务最少的机构仅能开展 1 项服务，最多的机构则能开展全部 75 项调查项目。可见，康复服务作为基层医疗卫生服务的重要功能，在我国基层医疗卫生机构中是比较欠缺的。

表 2-1　　　　　2017 年基层医疗卫生机构康复服务开展情况

	总体（n=836）	乡镇卫生院（n=516）	社区卫生服务中心（n=320）
未开展康复服务的机构（n,%）	359（42.9）	235（45.5）	124（38.8）

---

① 调查项目是基于《北京市基层医疗卫生服务机构基本服务项目标化工作量指导指标（2017 版）》中的康复服务项目经专家咨询进行修改完善后确定的项目，包括超声热疗、电（化学）疗法等共 75 项康复服务项目。

续表

	总体（n=836）	乡镇卫生院（n=516）	社区卫生服务中心（n=320）
开展康复服务的机构中：			
平均开展项目数	11.8	11.6	12.0
最小开展项目数	1	1	1
最大开展项目数	75	75	75

第二节 基层医疗卫生服务在纵向卫生体系中的最优位置

第一节从基层医疗卫生服务本质出发，讨论了基层医疗卫生服务应该提供哪些服务。这一节把看待问题的视野扩大到卫生服务体系，将基层医疗卫生服务放置到纵向卫生体系中去探讨它的最优功能定位。卫生服务体系是一个复杂的自适应系统，包括基层医疗卫生机构在内的各个卫生机构并非系统中独立的"孤岛"，它们相互协调联系，发挥着各自在整个系统中的功能。如果把卫生服务体系比作一个生态系统，那么卫生机构可被视为生态系统中的生物种群，基层医疗卫生机构这一生物种群在系统中处于什么位置才有助于整个生态系统达到最优状态？这是本节想要重点解决的问题。生态位理论是生态学的重要理论之一，用来描述生物物种在生物群落中的地位与作用。随着理论不断发展，生态位理论的应用从最初的生态学领域逐渐拓展到城市规划、经济评价、企业管理、学科发展等领域；医疗卫生领域中，也有学者将生态位理论引入医药行业与卫生机构发展研究中，为卫生领域的相关问题提供了新思路。本节将利用生态位理论探究基层医疗卫生服务在纵向卫生体系中的最优位置。

一 卫生体系生态系统

（一）生态位理论及其在卫生领域的应用

生态位理论起源于生态学领域，自然生态学家 Roswell Johnson 于 1910 年在其著作中写道：一定区域内的各类物种可以占据环境中的不同生态位。Johnson 是最早提出"生态位"一词的学者，尽管他最先提出生态位这个词，但他并没有对生态位的概念进行明确的界定。此后，学者们从不同的视角出发对生态位进行定义，使生态位的概念内涵逐渐明晰起来。1913 年，Joseph Grinell 首次提出了生态位的定义，即一个物种所占据的空间单位，该定义被学界称为"空间生态位"。1926 年，Charles Elton 从功能视角提出生态位应涵盖物种与环境中食物和天敌的关系，并强调物种在营养关系中的角色，他将生态位定义为物种在生物环境中的地位以及与食物和天敌的关系。Elton 的定义被称为"营养生态位"。此后，Hutehinson 于 1957 年提出"n 维生态位"，认为影响一个物种合适生态位的生物及非生物因素是多维度的。1986 年，E. R. Pianka 在其著作中提出生态位是一个单位生物对周围环境适应性的总和。我国学者也对生态位的概念有各自的见解。1984 年，王刚提出了广义物种生态位的概念以探讨物种和环境的关系；1997 年，朱春全提出的生态位态势理论与扩充假说，描绘了物种的相对地位与作用。尽管自"生态位"一词提出以来，不同学者从各自擅长的研究领域和切入视角提出了不同的概念界定，每一种定义的表述都不尽相同，但基本达成一致的是：生态位反映了某一物种在生态系统中占据的资源和条件之和。

生态位理论最初主要应用于生态学研究领域，随着生态位理论研究的逐步发展，学者们对生态位的认知与理解愈加深刻，生态位理论的应用范围也逐渐从生态学领域拓展到经济学、管理学、社会学等社会科学的研究中。企业管理研究是生态位理论在社会科学应用的一个重要分支。社会竞争市场中的企业与自然生态环境中的生物物种存在诸多相似之处，例如企业与生物物种均在其生存系统中占据一定的资源、都需要竞争来维持生存等，因此生态位理论被广泛用于企业竞争优势分析、发展潜力评估和发展策略构建等问题的研究。魏国伟借助生态位理论剖析企业如何在动态变化的竞争环境中选择和优化生态位以持续保持竞争优势。田志虹将网络社会看作生态系统，引入生态位理论构建网络社会中企业的生态位并分析企业求同存异的发展策略。生态位理论还被大量用于旅游研究中，分析旅游资源分布、竞争态势和发展战略等问题。张倩倩从生态学视角借助生态位理论研究长株潭城市旅游竞争力；彭莹等学者利用生态位态势理论和重叠理论，对浙江省 11 个旅游城市构建了竞争关系判断框架，并进一步探讨旅游城市的基本竞争发展策略。此外，生态位理论在城市规划、经济评价、高校与学科发展等领域的研究中也有运用。

近年来，医疗卫生领域的学者也关注到生态位理论，并将其应用于医疗卫生机构发展、医院定位与竞争、医疗系统评价和医药行业发展等问题的研究。医疗卫生系统是一个复杂系统，涉及政府与市场、服务供方与需方以及医疗保险等多个系统参与者，不同的参与者在系统中具有各自的定位并发生联系，医疗卫生系统与自然生态系统也有相似性。李军是国内最早将生态位理论引入卫生领域研究的学者，他从背景适用性和理论适用性两方面剖析了生态位理论用于医疗行业可持续发展问题的适用性，并提出生态位理论及其理论视角能够为促进医疗卫生行业发展和解决医药卫生体制改革难题提供新思路。此外，李军等学者还从生态位维度、宽度、密度和重叠度四个方面构建了医疗卫生机构发展的概念模型，认为生态位理论有助于系统全面地梳理医疗卫生机构发展的影响因素，明确发展方向与所处位置（尤其是资源占有情况），从而调整机构的发展策略。王鹏则利用生态位理论明确公立医院在医疗市场生态系统中的地位，分析医院定位和竞争类型，为转型期的公立医院战略发展提供思路。张佳文利用生态位理论试图阐明我国中医药、西药、民族药三类医药业的现状并预测发展方向，提出各类别医药业应当发挥独特优势差异化发展，而不是在重叠的生态位上竞争发展。唐嫣婧等学者利用生态位态势理论对全国各省医疗系统进行综合评价后发现医疗系统只有占据一定程度的资源并具有良好的生存能力、未来发展力和把握能力，才能拥有较好的医疗生态位。

综观生态位理论在国内外的发展与演变不难发现，生态位理论的应用领域和场景逐步扩大，目前已被广泛用于管理、经济及社会学等领域的研究中。近年来国内也开始有学者将生态位理论引入医疗卫生领域的研究中，探讨了理论的适用性、发展了公立医院的生态位理论、分析了医疗卫生机构及医药行业的发展并比较评价了不同卫生系统的医疗生态位。然而，目前关于我国基层医疗卫生体系的生态位研究仍比较缺乏。借助生态位理论，在整个纵向卫生服务体系中去探究基层医疗卫生机构的定位问题，或许能从一个全新的视角去审视归纳现有基层医疗卫生机构功能定位与能力发展中存在的问题，为提升基层医疗卫生机构服务能力提出新见解。

（二）农村卫生服务体系生态系统

医疗卫生体系是一个复杂的自适应系统，从系统的角度去研究基层医疗卫生服务相关问题是当前研究的趋势。医疗卫生机构可以看作是卫生体系生态系统中的生物种群，借助生态位理论将医疗卫生机构置于系统背景下进行研究，能扩大研究视野继而更加清晰地描绘机构本身及与其他系统组成部分的交互关系。在一定的背景环境（包括政治、经济、社会、技术等）下，医疗卫生机构通过管理自身所占据的资源并与外部其他机构交互联系，从而在卫生体系生态系统中占据合适的生态位、发挥特有功能并实现可持续性发展。然而，医疗卫生体系是一个构成要素繁多、要素关系复杂的系统，该系统可以划分为数个相对独立又相互联系的子系统，比如我们可以简单地根据地域将医疗卫生系统划分为城市医疗卫生系统与农村医疗卫生系统等。为简化问题，本节将研究边界限定在农村医疗卫生系统中，主要借助生态位理论来探讨乡镇卫生院在纵向卫生体系中的合适位置。

农村医疗卫生服务体系可以视为由农村医疗卫生服务生态链及行业外环境构成的生态系统，在这个系统内各机构在各自生态位置上发挥应有的作用，彼此间协调运作，如图2-1所示。根据生态位理论，农村医疗卫生服务体系生态系统的每一个构成要素可以被称为"生态元"，各个生态元组成的生态链则形成整体生态系统。在农村医疗卫生服务体系中占据主导地位的县乡村三级网中的服务提供机构是处于生态链中游的生态元，公立医疗卫生机构（包括县级公立医院、乡镇卫生院、村卫生室）与私营医疗卫生机构（包括私立医院、私人诊所和药店）存在相互竞争的关系。处于生态链上游的生态元包括药物生产研发机构、医疗耗材生产机构、教学机构等；处于生态链下游的生态元则包括医疗保险机构、护理与康复机构、医疗废物处理机构等。处于生态链中游的服务提供机构同时受到上、下游生态元的影响并与之交互作用。此外，行业外环境中的生态元（包括政府主管机构、卫生服务体系监督机构、人才培养机构等）也会对服务提供机构产生影响。乡镇卫生院和县级医院承担了农村绝大多数医疗服务工作，故本节主要聚焦于县乡两级机构间的相互关系，即乡镇卫生院与县级医院构成的纵向生态系统。

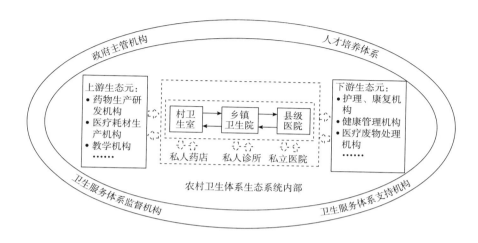

图 2-1　农村医疗卫生服务体系生态系统

二　基层医疗卫生服务在系统中占据的生态位

下文仍以乡镇卫生院为例，讨论基层医疗卫生机构在其所处医疗卫生系统中占据的生态位。

（一）乡镇卫生院生态位

处于生态系统的生物物种为了生存与发展会占据系统中的各种资源。乡镇卫生院作为农村医疗卫生服务体系生态系统中的一个物种，其生态位是指在确定的社会背景下，乡镇卫生院以其拥有的各类资源为基础，通过资源配置与运作，实现对机构生存发展资源的获取与转化，从而在农村医疗卫生服务体系生态系统中占据合适的位置。理想状态下乡镇卫生院与县域内其他医疗卫生服务提供机构间不是竞争关系，而是通过机构内部占有资源的配置与利用以及外部环境条件的支持实现差异化服务供给。从农村医疗卫生服务体系生态系统可以看出，乡镇卫生院的生态位既受生态链上、中、下游不同生态元的影响，也受生态系统环境因素的影响。

（二）乡镇卫生院的生态位维度

根据生态位理论，生态位涵盖时间、空间和资源等多个维度。生态位时间维度代表物种在某一特定生态位的活动时间与存在时间；空间维度表征物种生存发展占据的地理空间以及在生态链上占据的空间位置；资源维度则包括自然环境和社会环境两个层面的资源状况。然而有研究提出针对研究对象和研究问题的不同，应当根据具体研究情形去划分和定义生态位维度。对于乡镇卫生院这一具体研究对象而言，既可以从传统的时间、空间和资源的维度去分析其生态位，也可以从具体问题切入分析。乡镇卫生院作为农村卫生服务体系的枢纽，具有许多不同的服务功能（如医疗服务与公共卫生服务），对每个功能维度的综合评价可认为是对乡镇卫生院生态位的考量。由于我们要将乡镇卫生院置于农村纵向医疗卫生服务体系中，从乡镇卫生院与县级医院的相互作用关系中探讨基层医疗卫生机构的合适位置，而县级医院主要承担医疗服务功能（承担公共卫生服务功能很少），故从医疗服务功能维度出发讨论乡镇卫生院在系统中的生态位才是合适的。

（三）乡镇卫生院医疗服务能力生态位

生态位的分析视角可以有多种维度，这里则聚焦于乡镇卫生院的医疗服务能力生态位，即乡镇卫生院在医疗服务能力各相关生态元因子上占据的位置。可借助生态位态势理论框架，选取能代表态与势的指标对乡镇卫生院医疗服务能力生态位进行测量。

（四）乡镇卫生院医疗服务能力生态位重叠度

乡镇卫生院医疗服务能力生态位重叠度表示乡镇卫生院占据的时空、资源与生态系统中不同级别医疗卫生机构的重叠程度。本质上，生态位重叠度反映的是不同级别的医疗卫生机构在同一资源上的竞争。系统梳理乡镇卫生院与县级医院有关医疗服务提供的文献可知，乡镇卫生院医疗服务能力生态位主要在卫生政策、医疗资源、提供服务种类、纵向协作管理四个方面与县级医院可能存在重叠。卫生政策重叠是指与县乡两级机构相关的政策以及政策执行在两级机构间的差异；医疗资源重叠是指乡镇卫生院与县级医院在人、财、物等资源上的竞争（如县级医院对人才的虹吸导致乡镇卫生院人员不足）；服务项目重叠主要是指乡镇卫生院与县级医院提供同质化的服务（如两级机构本应根据各自功能定位提供差异化的服务，但事实上两者可能同时对县域内患者提供本应仅由乡镇卫生院提供的常见多发病服务）；纵向协作重叠是指由于分级诊疗制度的实施、县域医共体的建设与远程医疗的开展，各层级医疗机构间协调发挥各自功能的同时也可能加剧不同层级间的摩擦与重叠。

（五）乡镇卫生院医疗服务能力生态位影响因素模型

讨论乡镇卫生院医疗服务能力生态位影响因素之前，首先须把乡镇卫生院生态位的影响因素搞清楚。根据生态位理论，可以从影响生态位四个表征（维度、宽度、重叠度和密度）的因素来分析乡镇卫生院生态位的影响因素，如图 2-2 所示。乡镇卫生院的生态位首先受到其所占据的不同维度的影响，如空间维度指乡镇卫生院的空间规模、房屋面积等，时间维度则从纵向看其发展趋势；生态位宽度代表着乡镇卫生院占据资源的多少，不仅受到机构内部管理机制、人员资质等因素的影响，还受机构外部体系因素（如上下级机构能力）和环境因素（如社会经济因素）的影响；生态位重叠度则是主要强调乡镇卫生院与其他机构在政策资源、目标人群、服务提供等方面的重叠；生态位密度指具体时空内相似服务机构的数量，区域内提供相似服务的机构越多，竞争就越大，对乡镇卫生院生态位的影响也就越大。

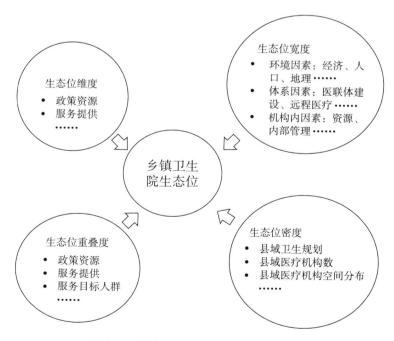

图 2-2 乡镇卫生院生态位影响因素模型

乡镇卫生院医疗服务能力是乡镇卫生院生态位的一个具体维度，故其医疗服务能力的影响因素应囊括在其生态位的影响因素中。根据生态位理论，乡镇卫生院的医疗服务能力在其生态链中也应该有恰当的生态位，由于乡镇卫生院医疗服务能力的大小由生态位宽度来衡量，故乡镇卫生院医疗服务能力生态位的影响因素主要为影响乡镇卫生院生态位宽度的因素，由外部环境因素、卫生体系因素和机构内部因素三个层面构成的乡镇卫生院医疗服务能力生态位影响因素模型如图2-3所示。外部环境因素主要包括经济、地理、人口因素等；卫生体系因素包括上下级医疗机构竞争、纵向协作、区域内私营机构的竞争等；机构内部因素则包括绩效管理、信息化建设、人员进修培训等。

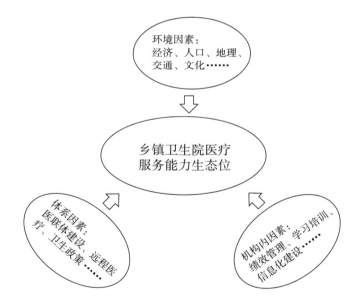

图2-3　乡镇卫生院医疗服务能力生态位影响因素模型

三　处于怎样的位置才是最优

基于对乡镇卫生院生态位及其医疗服务能力生态位的描述，接下来将借助生态位态势理论构建乡镇卫生院医疗服务能力生态位的"态"与"势"并设计指标对其进行测量，再通过实证研究明确乡镇卫生院医疗服务能力在系统中所处的最优位置。

（一）乡镇卫生院医疗服务能力生态位"态"与"势"的内涵

生态系统中的任一物种通过与其他物种及环境的交互影响而形成自身在该生态系统中独特的地位与作用。某一物种在生态系统中的生态位是通过与其他物种比较才体现出来的，即物种在特定生态系统中占据的相对地位。类似地，乡镇卫生院的生态位是乡镇卫生院在农村医疗卫生服务体系生态系统中，与其他医疗卫生机构相互作用而取得的相对于其他机构的一种地位。乡镇卫生院医疗服务能力生态位则是乡镇卫生院在农村医疗卫生服务体系中的相对医疗服务能力。生态位态势理论认为任何物种都以一定的状态存在并对周围环境产生影响，并提出生态位应包含"态"和"势"两个层面的内容。同理，乡镇卫生院医疗服务能力生态位也包括"态"和"势"两方面内容，"态"是指乡镇卫生院医疗服务能力现有的状态；"势"则是指乡镇卫生院医疗服务能力在农村医疗卫生服务体系中对其他机构的影响力。

（二）乡镇卫生院医疗服务能力生态位"态"与"势"的构建

通过系统梳理既往关于医疗卫生服务能力的研究可知，国内学者主要借鉴 Donabedian 的"结构—过程—结果"模型来评价不同机构的医疗卫生服务能力。例如，高启胜等学者在"结构—过程—结果"模型框架的指导下，选择卫生资源和服务提供相关指标对基层医疗服务能力进行评价，其中，结构性指标包括不同类型资源（人员、床位和设备）数量和信息化率；过程性指标为全科医生签约率；结果性指标则由服务量评价，包括诊疗人次、入院人数等。国外多位学者则以联合国计划开发署提出的能力评价理论为指导去评价医疗卫生服务能力。例如 Lafond 及其同事分别从系统、组织机构、卫生项目和个体层面构建了卫生服务能力评价框架及组成要素，每个层面的能力评价框架都由投入、过程、产出和结果四个部分构成。已有研究主要从医疗卫生机构自身出发去构建服务能力评价框架、确定评价指标并进行综合评价，考察的是机构的绝对能力，而未将机构置于卫生服务体系中去考量其相对能力的强弱。下文将借助生态位态势理论，基于农村医疗卫生服务体系的宏观视角，将乡镇卫生院置于农村纵向医疗卫生服务体系中去构建其医疗服务能力生态位，即乡镇卫生院在其所处医疗卫生服务体系中的相对医疗服务能力。

根据生态位态势理论，无论是自然界还是社会中的生物单元均具有"态"和"势"两方面的属性，乡镇卫生院医疗服务能力生态位也可以从"态"和"势"两个层面去评价，生态位的"态"与"势"之和便是乡镇卫生院在农村医疗卫生服务体系生态系统中相对于其他机构的位置。"态"是乡镇卫生院现有的医疗卫生资源与服务产出，反映了乡镇卫生院在生态系统中的现有状态；"势"则指乡镇卫生院通过运行发展获取更多资源并利用资源提供更多更好服务的能力。由于生态位是一个"相对"而非"绝对"的概念，因此反映生态位"态"与"势"的指标应为农村医疗卫生服务系统中不同级别机构均占据的生态元。这些指标应是能够量化，且标化后能体现乡镇卫生院之于县级医疗机构的相对水平的指标。综上所述，对于乡镇卫生院医疗服务能力生态位"态"的评价指标，主要从乡镇卫生院医疗服务产出与卫生资源两个维度选取；"势"的指标主要从乡镇卫生院的筹资与管理维度选取，具体指标见表2-2。为消除指标之间的量纲影响，提高数据可比性，采用归一化方法对原始数据进行标准化处理，处理后的数值均在〔0，1〕区间内变化。

表 2-2　　　　　乡镇卫生院医疗服务能力评价指标

研究角度	指标维度	指标
态	服务产出	门急诊人次数
		出院人次数
	资源	卫生技术人员数
		床位数
		设备
势	筹资	年收入
		政府补助
	管理	管理人员数
		病床周转率

（三）乡镇卫生院医疗服务能力生态位

每一家乡镇卫生院可被视为其所处农村医疗卫生服务体系生态系统中的一个物种。由于农村医疗卫生服务体系中医疗服务的供给主要由乡镇卫生院和县级医院两级机构承担，为简化研究，不妨将农村医疗卫生服务体系生态系统假设为由乡镇卫生院和县级医院两类物种构成。将每一个县乡两级机构构成的纵向系统视为一个独立的生态系统，并测算乡镇卫生院在该生态系统中的医疗服务能力生态位。依据态势理论的生态位计算公式（2-1）测量 2017 年我国东、中、西部 6 个省份 24 个县内 370 家乡镇卫生院[1]的医疗服务能力生态位。

$$N_i = \frac{(S_i + AP_i)}{\sum_{j=1}^{n}(S_j + AP_j)} \qquad (2-1)^{[2]}$$

结果显示，被调查的 370 家乡镇卫生院中医疗服务能力生态位的平均值为 0.129，相对于县级医院医疗服务能力生态位的均值（0.871）处于较低水平。乡镇卫生院医疗服务能力生态位最高为 0.366、最低为 0.021。各省份乡镇卫生院医疗服务能力生态位如图 2-4 所示。可见，山东省乡镇卫生院医疗服务能力生态位的平均值最高（0.153），意味着与其他省相比，山东省乡镇卫生院的相对医疗服务能力最高；广东省乡镇卫生院医疗服务能力生态位的平均值最低（仅为 0.089）。方差分析结果提示各省乡镇卫生院医疗服务能力生态位存在显著性差异（F = 13.66，P<0.001）。

对各样本县乡镇卫生院医疗服务能力生态位的均值进行方差分析，结果显示，各样本县乡镇卫生院医疗服务能力生态位同样存在显著性差异（F=15.66，P<0.001）。各省份内不同县的乡镇卫生院医疗服务能

---

① 依托国家自然科学基金重点项目"健康中国背景下基层卫生服务能力提升研究：理论与机制"（项目编号：71734003），采用多阶段分层整群抽样的方式确定样本乡镇卫生院。首先按照东、中、西部各选择两个样本省；再在各样本省中根据区域经济发展高低程度分别随机抽样两个样本市；随后，按照区域经济发展高低在各样本市抽取两个样本县；最后，在各样本县内，选择辖区内所有乡镇卫生院为调查机构。为保证数据质量，剔除部分数据未收集到或缺失严重的样本，将 370 家乡镇卫生院作为最终样本。

② 采用基于态势理论的生态位计算公式对乡镇卫生院在农村纵向卫生体系中的生态位宽度进行测度，其中，$i, j=1, 2, 3, \cdots, n$；N_i 表示生物单元 i 的生态位，在本书中指乡镇卫生院的医疗服务能力生态位；S_i 和 P_i 分别表示生物单元 i 的态与势，本书中则是指乡镇卫生院的医疗服务能力的"态"和"势"；S_j 和 P_j 分别表示生物单元 j 的态与势，是指乡镇卫生院 i 所处生态系统中任一机构 j 的医疗服务能力的"态"和"势"；A 表示量纲转化系数为 1。则 S_i+AP_i 即为该生物单位在整个生态系统中的绝对生态位，本书中则是指该乡镇卫生院在卫生体系中的医疗服务能力绝对生态位。

力生态位也存在较大差异，其中湖北省 J 县生态位为 K 县的两倍多，贵州省 U 县生态位为 T 县的两倍多。

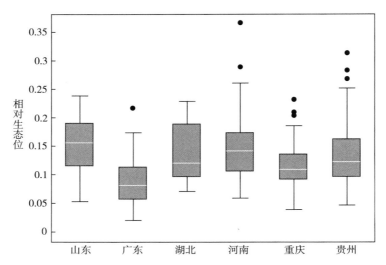

图 2-4　各省份乡镇卫生院医疗服务能力生态位

（四）乡镇卫生院医疗服务能力生态位重叠度

根据生态位重叠理论，本质上，乡镇卫生院医疗服务能力生态位重叠度是乡镇卫生院与其他医疗机构在同一资源上的竞争程度。这里讨论的乡镇卫生院医疗服务能力生态位重叠度则具体指县乡两级机构构成的纵向系统中，乡镇卫生院与县级医院医疗服务能力生态位的重叠度，利用 Pianka 生态位重叠度计算公式（2-2）测量 2017 年乡镇卫生院医疗服务能力生态位重叠度。

$$Q_{12} = \sum_{j=1}^{k} \frac{(P_{1j}P_{2j})}{\sqrt{\sum_{j=1}^{k}(P_{1j}^2)\sum_{j=1}^{k}(P_{2j}^2)}} \qquad (2-2)[1]$$

———————————

① 本书中使用最常用的 Pianka 公式作为生态位重叠度模型，其中，Q_{12} 表示生物单元 Q_1 与 Q_2 之间的生态位重叠度，在本书中则是指处于农村卫生体系中的乡镇卫生院与县级医疗机构间的医疗服务能力生态位重叠度；$j=1，2，3，\cdots，k$，k 表示评价指标的个数即本书中构建评价乡镇卫生院医疗服务能力的指标数；P_{1j}、P_{2j} 分别表示生物单元 1 与生物单元 2 第 j 个指标的生态位值，即每个指标乡镇卫生院与县级医疗机构在归一化之后的值；生态位重叠度在［0，1］范围中。

被调查的 370 家乡镇卫生院中，医疗服务能力生态位重叠度存在明显差异，最高为 0.766，最低为 0.099。重叠度越高提示乡镇卫生院与县级医院在农村医疗卫生服务体系生态系统中的相似度越高，二者的竞争也越大。各省份乡镇卫生院医疗服务能力生态位与其所处农村医疗卫生服务体系的县级医院医疗服务能力生态位的重叠度如图 2-5 所示。重庆市各乡镇卫生院医疗服务能力生态位重叠度的平均值最低（0.328）；而广东省乡镇卫生院医疗服务能力重叠度的平均值最高（0.523）。方差分析结果提示，各省份乡镇卫生院医疗服务能力生态位重叠度存在显著差异（F=33.82，P<0.001）。

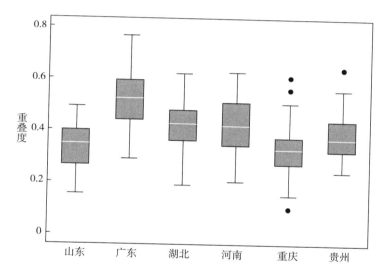

图 2-5　各省份乡镇卫生院与县级机构医疗服务能力生态位重叠度

进一步细化分析各样本县乡镇卫生院医疗服务能力生态位重叠度，结果显示，各县生态位重叠度间存在显著差异（F=21.81，P<0.001），其中山东省 B 县的乡镇卫生院与县级医院医疗服务能力生态位的重叠度最低（0.209）、广东省 G 县最高（0.530）。

（五）生态位和重叠度的拟合

测量分析了乡镇卫生院医疗服务能力生态位与重叠度后，很自然地想问——生态位与重叠度之间是否有关系？如果有，是怎样的关系？于是，进一步将所有乡镇卫生院医疗服务能力生态位与重叠度进行散点图 Lowess 拟合，结果如图 2-6 所示。不难发现，乡镇卫生院医疗服务能力生态位与重叠度间确实存在一定的关系，且该关系呈"U"形曲线，即重叠度随生态位升高而先降低后上升，只有乡镇卫生院医疗服务能力生态位在合适的生态位区间（图中"平台"区）内，其与县级医院间的重叠最小。低生态位高重叠度的乡镇卫生院可能是由于乡镇卫生院水平较差无法发挥应有作用，导致县级机构抢占了原本属于乡镇卫生院的资源（如患源）；而高生态位高重叠度的乡镇卫生院则可能是由于乡镇卫生院相对县级医院医疗服务能力较强，县乡两级机构间产生竞争导致两级机构间的重叠度较高。

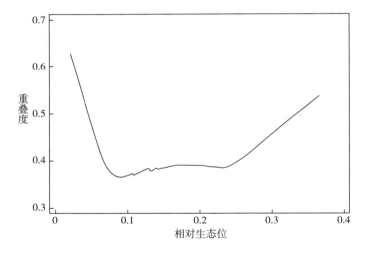

图 2-6　乡镇卫生院医疗服务能力生态位与重叠度的拟合

与既往研究测量评价并比较全国各地乡镇卫生院"绝对"能力不同的是，上述分析考虑了农村医疗卫生服务体系的整体性与系统性，将乡镇卫生院置于纵向体系内，考量的是乡镇卫生院相对于县级医院的"相对"能力。在农村医疗卫生服务体系中，乡镇卫生院能力太弱的话，难以起到健康"守门人"与服务体系"网底"的作用，本应在乡镇卫生院接受诊疗服务的常见病、多发病患者会流失到县级机构，患者流失会进一步弱化乡镇卫生院服务能力，使其逐渐失去功能，然后造成更多患者流失。恶性循环之下乡镇卫生院的发展将举步维艰，分级诊疗形同虚设。乡镇卫生院能力太强的话则可能开展多于其功能定位要求的服务，朝着医院化道路发展的乡镇卫生院不仅不符合农村医疗卫生服务体系对其功能定位的要求，也会因为与县级医院提供同质化的服务而产生不必要的资源浪费。

（六）乡镇卫生院医疗服务能力生态位的影响因素

为进一步探究影响乡镇卫生院医疗服务能力生态位的因素，以医疗服务能力生态位影响因素模型（见图2-3）为基础，从环境因素、体系因素和机构内部因素三方面探究各影响因素对乡镇卫生院医疗服务能力生态位的作用方向与作用强度。

首先，利用聚类分析方法将乡镇卫生院按照医疗服务能力生态位大小分成高生态位型、中生态位型和低生态位型三类，其平均医疗服务能力生态位依次分别为0.206，0.131和0.085。然后，以乡镇卫生院医疗服务能力生态位分型为因变量，以各维度因素为自变量纳入回归分析，由于 Likelihood-ratio 检验结果提示平行性假设无法被满足（P = 0.024），故此处采用无序多分类的 Logistic 回归分析，以中生态位型乡镇卫生院为参考对照组。回归分析的结果如表2-3所示。

表2-3　　不同生态位型乡镇卫生院影响因素 Logistic 回归分析

影响因素		高生态位型				低生态位型			
		coef.	P	OR	95% CI	coef.	P	OR	95% CI
机构类型为中心卫生院		0.158	0.672	1.172	(0.563, 2.438)	-0.057	0.846	0.945	(0.532, 1.678)
收支管理方式	全额预算拨款	—	—	—	—	—	—	—	—
	差额预算拨款	0.221	0.622	1.247	(0.519, 2.996)	-0.816	**0.010**	0.442	(0.237, 0.826)
	自收自支	1.713	0.095	5.544	(0.740, 41.525)	-2.030	**0.048**	0.131	(0.018, 0.983)
乘车到县城所需时间（分钟）		0.000	0.998	1.000	(0.989, 1.011)	-2.030	0.987	1.000	(0.993, 1.007)
地形	平原	—	—	—	—	—	—	—	—
	平原丘陵	-1.469	**0.038**	0.230	(0.057, 0.923)	1.715	**0.002**	5.554	(1.855, 16.629)
	丘陵山地	-1.509	**0.002**	0.221	(0.084, 0.586)	1.179	**0.012**	3.250	(1.299, 8.130)
	山地	-0.674	0.172	0.510	(0.194, 1.342)	0.767	0.119	2.154	(0.820, 5.657)

影响因素		高生态位型				低生态位型			
		coef.	P	OR	95% CI	coef.	P	OR	95% CI
区域交通有国道		−0.579	0.157	0.561	(0.251, 1.251)	−0.078	0.814	0.925	(0.481, 1.778)
区域交通有省道		0.093	0.795	1.098	(0.544, 2.216)	−0.352	0.236	0.703	(0.393, 1.258)
区域交通有县道		−0.022	0.954	0.978	(0.470, 2.037)	−0.203	0.528	0.817	(0.435, 1.532)
服务区域内药店数量		0.052	**0.035**	1.053	(1.004, 1.105)	0.025	0.320	1.025	(0.976, 1.077)
服务区域内有诊所/门诊部		1.505	0.074	4.504	(0.864, 23.488)	−0.315	0.565	0.730	(0.250, 2.134)
服务区域内有公立医院		−0.771	0.294	0.463	(0.110, 1.954)	0.252	0.621	1.287	(0.474, 3.493)
服务区域内有私营医院		−0.241	0.603	0.786	(0.317, 1.946)	−0.298	0.477	0.742	(0.326, 1.688)
服务区域内有中医诊所		−0.389	0.276	0.678	(0.336, 1.366)	−0.858	**0.010**	0.424	(0.221, 0.812)
机构有远程医疗服务		1.239	**0.001**	3.452	(1.633, 7.296)	0.053	0.854	1.054	(0.603, 1.844)
机构有医共体建设		−1.365	**0.006**	0.255	(0.096, 0.680)	−0.700	**0.050**	0.497	(0.246, 1.001)
上级医疗机构认可检查结果		0.141	0.222	1.151	(0.918, 1.443)	−0.220	0.120	0.803	(0.608, 1.059)
家庭医生签约人数		0.708	0.105	2.029	(0.863, 4.769)	−0.141	0.646	0.868	(0.476, 1.586)
设立独立中医科室		1.517	**0.015**	4.558	(1.336, 15.554)	−0.380	0.279	0.684	(0.344, 1.361)
绩效占工资比例	<30%	—	—	—	—	—	—	—	—
	30%—50%	0.638	0.171	1.893	(0.759, 4.722)	−0.111	0.749	0.895	(0.453, 1.767)
	>50%	−0.226	0.709	0.798	(0.243, 2.614)	−0.414	0.328	0.661	(0.288, 1.516)
基本医疗服务培训人次		−0.001	0.794	0.999	(0.993, 1.005)	0.003	0.367	1.003	(0.997, 1.008)
基层卫生管理培训人次		−0.039	0.181	0.962	(0.908, 1.018)	−0.036	0.134	0.965	(0.920, 1.011)
定向培养来源的人员数		0.128	0.212	1.136	(0.930, 1.388)	−0.104	0.259	0.901	(0.752, 1.079)

比较高生态位型与中生态位型乡镇卫生院时，乡镇所在地形、是否

开展远程医疗服务、是否建设医共体与是否设立独立中医科室等变量是乡镇卫生院医疗服务能力生态位的影响因素；比较低生态位型与中生态位型乡镇卫生院时，机构收支管理方式、乡镇所在地形、是否建设医共体等变量是影响乡镇卫生院医疗服务能力生态位的显著因素。有意思的是，是否建设医共体这一因素在两类比较中均具有显著统计学意义，相比于中生态位型的乡镇卫生院，高生态位型的乡镇卫生院加入医共体建设的可能性更低（$\beta=-1.365$，$OR=0.255$），低生态位型的乡镇卫生院加入医共体建设的可能性也更低（$\beta=-0.700$，$OR=0.497$），提示医共体的建设可能有助于乡镇卫生院的医疗服务能力生态位趋于中等水平。根据生态位与重叠度的拟合关系，当乡镇卫生院医疗服务能力生态位过高时，其与县级医院间的重叠度升高、竞争加大，医共体的建设有利于理顺县乡两级机构的功能定位、减少二类机构同质化服务的提供，从而减少资源浪费、提供农村医疗卫生服务体系的整体效率；当乡镇卫生院医疗服务能力生态位过低时，医共体的建设能够促进资源下沉、减少患者资源争夺，助力乡镇卫生院医疗服务能力的提升，使其医疗服务能力生态位向农村医疗卫生服务体系生态系统中合适的位置发展。医共体建设被认为是加强县域基层医疗卫生服务能力的重要途径，成败的关键或许在于是否能够真正理顺县乡两级机构间的关系，通过纵向协作促进资源与服务的整合，逐步实现分级诊疗。此外，回归结果显示开展远程医疗服务的乡镇卫生院更有可能是高生态位型机构（而非中生态位型机构），原因可能在于远程医疗有助于乡镇卫生院获取更多外部资源、提高医疗服务能力。与此同时，需要谨慎远程医疗服务提高乡镇卫生院医疗服务能力生态位的同时，也可能增加生态位重叠度，从而加剧县乡两级机构间的竞争。

机构收支管理方式也是乡镇卫生院医疗服务能力生态位的重要影响因素。与中生态位型乡镇卫生院相比，低生态位型乡镇卫生院更不可能是差额预算拨款（$\beta=-0.816$，$OR=0.442$）或自收自支（$\beta=-2.030$，$OR=0.131$）的收支管理方式。换句话说，中生态位型乡镇卫生院的收支管理方式更有可能是差额预算拨款或自收自支，而低生态位型乡镇卫生院更可能是全额预算拨款单位。可见，全额预算拨款可能并不利于提高乡镇卫生院医疗服务能力生态位，原因在于这种收支管理方式对机构积极性的调动不足，容易造成"养懒汉"现象，机构竞争发展意识不足。医疗卫生服务体系中，激烈的竞争固然会造成不同层级间的剧烈重叠与摩擦，形成内耗，但缺乏竞争（或者是缺乏"生存危机"）可能会使机构的能力逐渐衰退，最终难以实现其功能。

第三节　不同区域发展水平下基层医疗卫生服务的横向布局

第二节将基层医疗卫生机构放在纵向医疗卫生服务体系中，基于生态位理论探讨了基层医疗卫生机构服务能力在纵向"生态系统"中的最优"生态位"（功能定位）问题。只有当基层医疗卫生机构服务能力生态位处于一个合适的区间内（既不过高也不过低）时，才能与上级机构间的重叠度保持在最小状态，由此减小体系中不同层级间的重叠摩擦、降低内耗，进而达到整个卫生体系的功能最优。从"纵向"视角考量基层医疗卫生服务的功能定位后，这一节将以"横向"视角将基层医疗卫生机构放在其所处乡镇区域内进行"横向"功能布局的比较。承接第二节，这里继续以乡镇卫生院为例展开讨论。

乡镇卫生院在基层医疗卫生服务，尤其是农村医疗卫生服务提供中占据重要地位。新医改以来，政府发布多项文件提出强化乡镇卫生院基本医疗服务功能，包括提升二级以下手术服务、急诊服务和正常分娩等医疗服务能力。相比于县级及以上医院就诊的患者，医疗保险报销政策对在乡镇卫生院门诊和住院接受服务的患者给予更高的报销比例，鼓励患者在基层就诊。乡镇卫生院医疗服务提供的地位、能力和可及性等问题都是政策关注的重点。新时期乡村得到快速发展，不同地区的乡村发展条件差异显著，呈多样性分化的趋势。因此，面对新时期的社会发展变化，卫生行政部门等政府部门在规划乡镇卫生院发展时需要充分关注区域发展情况，科学把握管理辖区内的区域差异和医疗服务提供差异，注重因势利导和分类施策。

目前，根据区域发展情况对乡镇卫生院实施分类管理的相关政策和研究主要包括以下两个方面：

一是关于区域卫生规划和医疗卫生资源配置。《关于开展"优质服务基层行"活动的通知》（国卫基层函〔2018〕195 号）文件指出，基层需要根据当地服务人口数量、经济社会发展水平、地理位置、交通条件等区域因素，以及服务提供项目和服务量等医疗机构因素配备人力资源和物力资源。乡镇卫生院的服务范围一般为机构所在乡镇，因此其资源配置和服务能力应当与乡镇发展水平及居民卫生服务需求相匹配。目前，乡镇卫生院投入主要依靠县级政府财政投入和上级政府财政专项转移支付，但各地县级政府财政实力并不相同，县级政府在制定乡镇卫生院投入政策的过程中也并未充分考虑县域内不同乡镇之间的差异；中央财政和省市财政针对乡镇卫生院的专项转移支付也只是考虑了东、中、西部等县级以上行政单元的区域差别，没有充分关注乡镇级别的区域差别，从而导致不同乡镇区域类型的乡镇卫生院发展差距加大、机构服务功能未能完全发挥。此外，国家各项区域规划政策文件〔如《"十三五"卫生与健康规划》（国发〔2016〕77 号）、《全国医疗卫生服务体系规划纲要（2015—2020 年）》〕均表明，区域卫生规划的最小行政单元通常是县级，且规划方案的制订往往偏向县级医院或城市大医院的发展，忽略了乡镇卫生院等基层医疗卫生机构的重要性以及乡镇层级的区域差异对合理开展区域卫生规划的影响。我国不同地区乡镇的区域特征和发展水平存在较大差异，而现阶段区域卫生规划较少关注乡镇层级的区域差异，这将加剧乡镇卫生院医疗服务能力发展的不平衡、不充分，导致服务辖区居民的医疗服务需求不能在基层得到很好的满足。

二是关于区域医疗服务提供。乡镇级别的医疗机构比县级及以上医疗机构具有更好的卫生服务可及性并能提供性价比更高的基本医疗服务，因而有必要因地制宜地根据不同区域类型来促进乡镇卫生院的发展，从而差异化地满足不同区域居民的个性化医疗服务需求。关于区域医疗服务提供，目前学者大多以省或市为单元研究基本医疗服务的区域差异，或是以某一省份的县域为研究单元来探讨地区医疗服务均等化的问题。基层医疗卫生服务的影响因素在不同区域存在差异，因此对于不同区域的基层医疗卫生机构也应该采取不同的激励措施来促进服务提供。结合区域特征分析乡镇卫生院的医疗服务提供情况，对基层医疗卫生机构实施分类管理具有积极作用。

综上可以看出，根据乡镇区域发展状况系统全面地分析不同区域类型乡镇卫生院医疗服务提供的研究比较缺乏，基于乡镇层面因素对不同区域类型乡镇卫生院进行因地施策等问题也并没有得到政府及相关部门重视。本节将研究视角缩小到乡镇级别，横向地比较不同乡镇区域发展水平下的乡镇卫生院医疗服务提供状况。

一 区域发展水平差异明显

根据自然地理因素（包括地形、相对县城的地理位置）、社会人口状况（包括常住人口数量、人口密度、老年人占比、人群患慢性病情况、城镇人口占比）和经济状况（包括乡镇人均 GDP、工业企业占比）三类区域因素，利用层次聚类方法将样本乡镇按区域因素相似程度分成综合发展水平不同的三类乡镇，研究纳入的 366 个样本乡镇[①]中一类乡镇 125 个，二类乡镇 50 个，三类乡镇 191 个。

从表 2-4 可以看出，不同类型的乡镇在自然地理条件、社会人口状况、经济发展等区域要素上存在较大差异。地理要素上，一类和二类乡镇城区分布类似，三类乡镇则以远城区为主；一类乡镇以平原地形为主，三类乡镇以丘陵山地和山地地形为主。社会人口要素上，一类乡镇区域内常住人口较多、人口密度较高、老龄化程度为浅度或深度老龄化、慢病例数较多。三类乡镇区域内常住人口较少、人口密度较低、深度老龄社会占比最高、慢病例数较少。经济发展要素上，一类乡镇人均 GDP 水平和工业化水平较高，而三类乡镇人均 GDP 水平和工业化水平较低。二类乡镇在大部分指标上处于一类与三类乡镇之间的水平，其老龄化程度和城镇化水平相对较高。综上可以认为，一类乡镇的综合发展水平较高，二类乡镇综合发展水平中等，但老龄化程度城镇化水平较高，三类乡镇的综合发展水平最低。

---

① 样本乡镇为上一节样本乡镇卫生院所处乡镇，由于部分数据缺失，最终纳入本节研究的乡镇数量为 366，采用 2017 年数据进行分析研究。

表 2-4   不同类型乡镇的地理、社会人口与经济发展特征

指标	分类	一类乡镇		二类乡镇		三类乡镇	
		计数	比例（%）	计数	比例（%）	计数	比例（%）
地理位置	中心城区	9	7.44	4	8.00	0	0.00
	近城区	33	27.27	16	32.00	32	16.41
	远城区	79	65.29	30	60.00	163	83.59
地形	平原	58	47.93	13	26.00	10	5.13
	平原丘陵	18	14.88	10	20.00	9	4.62
	丘陵山地	28	23.14	21	42.00	84	43.08
	山地	17	14.05	6	12.00	92	47.18
常住人口数	较少	1	0.80	2	4.00	121	62.10
	中等	32	26.40	25	50.00	66	33.80
	较多	88	72.70	23	46.00	8	4.10
人口密度	较低	7	5.80	0	0.00	116	59.50
	中等	30	24.80	22	44.00	73	37.40
	较高	84	69.40	28	56.00	6	3.10
老龄化程度	未老龄化	6	5.00	1	2.00	14	7.20
	浅度老龄化	52	43.00	7	14.00	61	31.30
	深度老龄化	55	45.50	36	72.00	79	40.50
	老龄社会	8	6.60	6	12.00	41	21.00
慢病例数	较少	3	2.50	7	14.00	111	56.90
	中等	29	24.00	21	42.00	73	37.40
	较多	89	73.60	22	44.00	11	5.60
城镇化水平	较低	44	36.40	10	20.00	79	40.50
	中等	41	33.90	18	36.00	63	32.30
	较高	36	29.80	22	44.00	53	27.20
人均 GDP 水平	较低	29	23.97	3	6.00	76	38.97
	中等	26	21.49	22	44.00	72	36.92
	较高	66	54.55	25	50.00	47	24.10
工业化水平	较低	22	18.18	20	40.00	92	47.18
	中等	41	33.88	10	20.00	59	30.26
	较高	58	47.93	20	40.00	44	22.56

进一步分析我国东、中、西部地区不同类型乡镇的分布情况如表2-5所示，从表中可以看出，东部一类和二类乡镇较多，中部一类乡镇较多，西部则主要为三类乡镇。

表2-5　　我国东、中、西部地区不同类型乡镇的分布情况

地区	一类乡镇		二类乡镇		三类乡镇	
	个数	比例（%）	个数	比例（%）	个数	比例（%）
东部	47	47.47	19	19.19	33	33.33
中部	67	70.53	9	9.47	19	20.00
西部	11	6.40	22	12.79	139	80.81
合计	125	34.15	50	13.66	191	52.19

二　基层医疗卫生服务提供与区域发展水平不完全匹配

不同类型乡镇的区域发展水平差异明显，在这种差异之下不同乡镇居民的医疗卫生服务需要与需求也相应存在差别，那么乡镇卫生院的医疗卫生服务供给能否与区域发展水平相匹配呢？乡镇卫生院是乡镇这个区域系统内具有适应性的主体，能够根据区域环境变化动态调整自身的结构、资源和运作方式。不同乡镇区域类型乡镇卫生院的医疗服务提供应当能适应区域发展变化。

《乡镇卫生院服务能力评价指南（2019年版）》指出，能够设立全科、内科、外科、妇（产）科、中医科等基本医疗服务科室的乡镇卫生院为C类乡镇卫生院，在此基础上能够设立儿科、口腔科、康复科等拓展服务科室的为B类乡镇卫生院。除此之外，眼科、耳鼻咽喉科（五官科）、急诊科、皮肤科、麻醉科等特色科室诊疗量达到一定要求的为A类乡镇卫生院，根据这一标准将366个样本乡镇中的乡镇卫生院划分为A类、B类和C类三类机构。在一定程度上，综合发展水平不同的乡镇中，A类、B类和C类乡镇卫生院的分布情况可以代表各类乡镇的乡镇卫生院服务能力。不同类型乡镇中各类医疗服务能力乡镇卫生院的分布情况见表2-6。

由表2-6可知，从各类乡镇中乡镇卫生院的分布情况来看，一类和三类乡镇中B类乡镇卫生院最多，也就是说对于一类和三类乡镇，

可以提供基础医疗服务和拓展医疗服务的乡镇卫生院占比最高，但二类乡镇中 C 类乡镇卫生院最多，说明二类乡镇中仅能提供基础医疗服务的乡镇卫生院占比最高。对比不同类型乡镇卫生院在各类乡镇中的分布情况则发现，A 类乡镇卫生院在一类乡镇的占比最大，B 类乡镇卫生院在三类乡镇的占比最大，C 类乡镇卫生院在二类乡镇的占比最大。

表 2-6　　　　　　　　不同类型乡镇的乡镇卫生院分布情况

分类	A 类乡镇卫生院		B 类乡镇卫生院		C 类乡镇卫生院	
	计数	比例（%）	计数	比例（%）	计数	比例（%）
一类乡镇	39	32.23	54	44.63	28	23.14
二类乡镇	14	28.00	17	34.00	19	38.00
三类乡镇	33	16.92	88	45.13	74	37.95
总计	86	23.50	159	43.44	121	33.06

上述结果可以看出，三类乡镇虽然综合发展条件较差，但大多数乡镇卫生院服务提供能力较强，45%左右具备提供基本医疗服务和拓展医疗服务的能力，17%左右的乡镇卫生院还可以提供特色医疗服务。二类乡镇综合发展水平中等且老龄化程度、城镇化水平最高，但仅能提供基础医疗服务的乡镇卫生院仍占 40%左右，乡镇卫生院服务提供能力与社会发展水平不相适应。而综合发展水平最高的一类乡镇，虽然与其他类型乡镇相比，A 类乡镇卫生院占比最高，但仍有将近 1/4 的乡镇卫生院只能提供基础医疗服务，乡镇卫生院服务能力发展不均衡，能够提供特色医疗服务的 A 类乡镇卫生院尚未普及。

第三章

基层医疗卫生服务
能力二维理论模型

第一节　基层医疗卫生服务静态能力

一　能力陷阱

强有力的基层医疗卫生服务体系能够提供从健康促进、疾病预防、疾病治疗到康复服务的一系列功能。基层医疗卫生服务有利于提高卫生服务可及性、减少医院与急诊服务利用、促进健康结局和健康公平。因此，对于大多数中低收入国家来说，基层医疗卫生服务是加强卫生服务体系和医疗卫生服务提供的一项关键策略。

自中华人民共和国成立以来，我国基层医疗卫生服务体系的发展经历了三个阶段。1949—1978 年，我国卫生政策主要以"公平"为导向，政府迅速建立了县、乡、村三级医疗预防保健网，并创造性地建立了农村合作医疗制度和"赤脚医生"群体①，这一时期的基层医疗卫生服务体系为提高我国人均期望寿命和降低传染性疾病、产妇和新生儿疾病做出了不可估量的贡献。基层医疗卫生服务提供被认为是初级卫生保健的典型实践并在国际上备受推崇，但后来由于国家经济体制转型和环境发展变化，基层医疗卫生服务的重要性逐渐被忽视。1979—2008 年，中

---

① 由农民经过最基本的医疗保健知识培训后，在农村充当基层医疗卫生服务提供者并承担常见病诊治工作的群体。

央政府倡导"效率优先，兼顾公平"，经济增长成为各级政府工作的重中之重。这一时期政府大幅缩减了对卫生系统的投入，并将卫生服务当作自由市场中的消费品而非公共产品。以市场为导向的卫生服务体系发展最终导致了基层医疗卫生服务体系的衰弱、医院大规模建设及专科服务的加强。卫生系统中基层医疗卫生服务严重不足的"体系病"问题也直接导致了"看病难""看病贵"等社会问题。同时，公共卫生系统的脆弱性也在 2003 年 SARS 暴发中暴露无遗。为了解决卫生服务可及性较差等长期存在的问题，并迎接人口老龄化、城镇化和工业化给卫生服务系统带来的全新挑战，2009 年政府启动了新一轮医药卫生体制改革（简称"新医改"）。2009 年至今被认为是中华人民共和国成立以来我国基层医疗卫生服务体系发展的第三阶段，政府开始兼顾公平与效率。2009 年，《中共中央国务院关于深化医药卫生体制改革的意见》中明确提出五项重点改革任务，其中两项与基层医疗卫生服务直接相关，即健全基层医疗卫生服务体系和促进基本公共卫生服务逐步均等化。近年来，基本医疗卫生制度建设一直是卫生工作的重点。

我国基层医疗卫生服务体系自 2009 年新医改得到了稳步提升。2009—2017 年，基层医疗卫生机构财政补助收入占各类卫生机构财政补助收入总和的比例由 21% 上升至 33%，如图 3-1 所示。政府对基层医疗卫生机构的财政投入总额由 2008 年的 198.1 亿元增长到 2017 年的 1784.4 亿元，增幅高达 800.8%；其中，社区卫生服务中心（站）的平均财政补助收入由 2008 年的 49.2 亿元增长到 2017 年的 541.8 亿元，卫生院平均财政补助收入则相应由 145.2 亿元增长到 1242.6 亿元。基层医疗卫生机构的建设实现了农村地区每个乡镇设立一个乡镇卫生院、每个行政村设立一个村卫生室；城市地区每个街道设立一个社区卫生服务中心的目标。2017 年，基层医疗卫生机构卫生技术人员达到 3.8 百万人，比 2009 年增长了 21.4%。

由政府全额"埋单"的基本公共卫生服务项目经费从 2009 年的 15 元/人增长到 2017 年的 50 元/人。基本公共卫生服务纳入的服务项目也从 2009 年以前的 6 项增加到 2017 年的 14 项。表 3-1 显示了新医改以来我国基本公共卫生服务项目的变化过程。

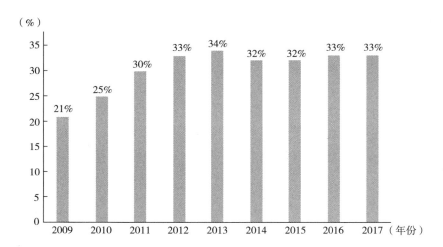

图 3-1　2009—2017 年基层卫生机构财政补助收入占
各类卫生机构财政补助收入总和之比

表 3-1　　　　　　　　　　基本公共卫生服务项目变化过程

服务项目	2017 年	2015 年	2011 年	2009 年	2009 年以前
建立居民健康档案	√	√	√	√	√
健康教育	√	√	√	√	√
0—6 岁儿童健康管理[1]	√	√	√	√	√
孕产妇健康管理	√	√	√	√	√
预防接种	√	√	√	√	√
传染病和突发公共卫生事件报告和处理[2]	√	√	√	√	√
老年人健康管理	√	√	√	√	
慢性病患者健康管理（高血压）	√	√	√	√	
慢性病患者健康管理（2 型糖尿病）	√	√	√	√	
严重精神障碍患者管理	√	√	√	√	
卫生计生监督协管[3]	√	√	√		
结核病患者健康管理	√	√			
中医药健康管理	√	√			
免费提供避孕药具	√				
健康素养促进行动	√				

　　注：1. 2011 年以前儿童健康管理仅包括 0—36 个月儿童；2. 2011 年以前不包括突发公共
卫生事件报告和处理；3. 2017 年以前不包括计划生育监督协管。

新医改以来，基层医疗卫生机构一直是改革的重地，国家对基层机构基础资源的投入有增无减，可是仍有大量研究显示基层医疗卫生机构存在地区差异大，卫生人员数量匮乏、结构不合理，基本药物缺乏，服务内容和数量萎缩，患者满意度持续下降等问题。似乎我国基层医疗卫生机构的发展陷入了能力"陷阱"，因为我们只关注了资源基础能力，忽视了其他能力的提升，而事实上基础设施与资源的建设与投入对政府来说是相对容易办到的事情。美国管理思想家埃米尼亚·伊贝拉（Herminia Ibarra）曾在其著名的《能力陷阱》一书中提道："我们很乐于去做那些我们擅长的事，于是就会一直去做，最终将使得我们一直只会擅长的那些事。做得越多，就越擅长。这样一个闭合循环如同吸毒一样，我们深深为之吸引，因为我们的快乐和自信都来源于它。它还会让我们产生误区，让我们相信我们擅长的事就是最有价值、最值得投入时间的……久而久之，那些擅长的事务占据了我们绝大部分的时间，使我们无暇顾及其他更有意义、更有价值的事情。当我们正为我们期望的结果努力时，'能力陷阱'就会出现。"资源基础能力的发展就好比艾米尼亚所说的"我们擅长的事"，但能力的内涵是多维的，能力包括静态能力和动态能力两部分。过去十几年间政府聚焦的资源基础能力属于静态能力的一部分，除了静态能力，基层医疗卫生机构的能力还应包括动态能力。过去对资源基础能力的建设占据了我们几乎全部的时间、精力与财力，使我们无暇顾及其他有意义、有价值的能力维度，导致基层医疗卫生机构未能充分有效地利用资源以及根据需要动态调整资源以更好地满足居民服务需要，基层医疗卫生服务能力依然饱受诟病。既然现阶段我国基层医疗卫生机构的资源基础能力得到了显著的提升，想要跳出能力"陷阱"，我们或许应该更多地关注曾经被忽视的东西——能力内涵中除了资源基础能力以外的其他部分。下文将介绍基层医疗卫生服务的静态能力，然后再详细讨论我们为什么要强调基层医疗卫生机构的动态能力以及动态能力到底是什么。

二 基层医疗卫生服务静态能力概念模型

（一）何为能力

联合国开发计划署（United Nations Development Programme，UNDP）将能力（capacity）定义为个体和组织（或组织部门）有效、高效且可持续地履行其职能的本领（ability）。该定义认为能力并不是一个被动的状态，而是一个不断持续的过程（continuing process）。人力资源是能力发展的核心，此外，组织履行职能的环境也是影响能力发展的关键因素。换言之，能力就是某个实体（组织或个体）"做事"的本领。国际经济合作与发展组织（Organization for Economic Cooperation and Development，OECD）认为，能力（capacity）是个体、组织及其所处环境作为一个整体成功实现其功能的本领（ability）。尽管文字上的表述存在差异，但 UNDP 和 OECD 对能力的界定存在诸多共通之处。首先，能力是一种实现功能或履行职能的本领，即能力是相对个体或组织功能而言的；其次，讨论某主体的能力时，离不开对该主体所处背景环境的考量；最后，能力是分层次的，包括个体、组织和系统三个层次，低层次的能力需要放在高层次背景中来考察（如讨论组织能力需要将组织置于其所处系统背景下），而高层次的能力则不可忽略其包含的低层次的能力（如讨论组织能力时还需要考量组织中个体的能力）。

（二）何为卫生服务能力？

不同学者从不同角度对卫生服务能力进行了界定，既往研究定义卫生服务能力的视角可分为三类：①资源视角；②功能视角；③层级视角。资源视角中，顾海认为，卫生服务能力应包括具备提供服务的医学技术水平的人员、基本设施和条件。人与物两大因素构成了卫生服务能力，人是指不同专业背景、技术水平及人口学特征的卫生人员所组成的集合；物则是各类医疗设施设备、药品与卫生材料等物质资源的集合。功能视角则从服务功能来分析，卫生服务能力包括医疗服务能力、公共卫生服务能力和卫生服务相关能力三个维度，不同类型和级别的卫生机构所需具备的服务功能各有侧重，例如基层医疗卫生机构需具备的是包括基本医疗和公共卫生服务在内的基本卫生服务能力。层级视角中，如何子英等学者则是从宏观、中观、微观不同层面对基层卫生服务能力进行界定。宏观层面上将基层卫生服务能力界定为基层卫生服务体系持续有效满足居民基本卫生服务需求的胜任力，主要涉及资源配置和运行机制；中观层面上认为基层卫生服务能力由结构性（主要包括基础资源、政策制度以及系统环境）、过程性（包括服务态度与模式）和结果性（指结构与过程性能力的产出）能力构成；微观层面上则将基层卫生服务能力分为四个方面，即服务提供能力、需求吸引能力、组织成长能力和绩效产出结果。

（三）卫生服务能力评价

在卫生服务能力评价研究中，许多学者借鉴美国卫生服务质量管理大师 Donabedian 提出用以评价服务质量的"结构—过程—结果"经典模型，对不同机构的卫生服务能力进行综合分析。高启胜等学者在 Donabedian 模型框架下选择卫生资源和服务提供的相关指标来评价基层医疗服务能力现状，其中，结构性指标主要由不同类型资源（人员、床位和设备）数量和信息化率构成；过程性指标由单一指标——全科医生签约率评价；结果性指标则主要为服务量（包括诊疗人次、入院人数等）。张靓等在研究居民就诊意愿和基层医疗服务能力时，从基层医疗卫生机构总资产、卫生人力资源、服务数量与就诊流向等方面评价基层医疗卫生服务能力，并发现基层机构的能力逐年下降无法满足居民首诊的意愿。此外，国内学者还利用了世界卫生组织卫生服务综合评价模式、英国社区卫生服务"可及性""可接受性""有效性"和"效率"评价指标体系等对卫生服务能力进行评价。然而，上述理论模型并非针对"能力"这一特定主题而构建的评价体系，其主要应用领域多为卫生服务质量管理、持续性质量提升和绩效评价，因此一定程度上将服务能力、服务质量和服务绩效混为一谈。

国外多位学者在卫生服务能力的评价研究中引入联合国计划开发署提出的能力评价理论。UNDP 的能力评价理论在卫生管理领域的应用较为广泛。卫生服务评价的研究可分为三个方面：①需方，主要评价人群的卫生服务利用与健康结果；②供方与政府，主要评价卫生服务系统的投入与产出；③社会，主要评价卫生服务的社会绩效。Lafond 等学者借鉴 UNDP 的能力评价模型，分别从系统层面、组织机构层面、卫生项目层面及个体/社区层面构建了卫生服务能力评价框架及组成要素，每个层面的能力评价框架都由投入、过程、产出和结果四个部分构成。Smith 认为，社区健康促进能力评价应包括三方面：发展健康促进实施者的知识和技能、加强相关组织的支持和基础设施建设以及提高团体间的凝聚力和合作。Rudolph 等学者提出的社区卫生服务能力评价概念模型由部门合作、相关政策法规和社区资源，以及基础设施的使用三个维

度构成。Broucke 等在研究如何加强区域健康促进能力时，主要从合作
与网络、基础设施、问题解决能力和知识转化四个方面评价健康促进能
力。Buykx 等通过一项 6 年的纵向研究评价澳大利亚 Victoria 农村地区
基层卫生服务的绩效、质量与可持续性，其中，服务可持续性的评价框
架包括五个方面：卫生人力的组织与供给，卫生经费，治理、管理与领
导力，服务连续以及基础设施。

（四）UNDP 能力评价框架

根据 UNDP 能力评价框架，能力可以从三个层次进行分析，如图
3-2 所示。通常我们谈到能力问题时，会首先强调个体层次的能力，其
次是组织层次。但事实上，在宏观系统背景下去理解能力才是更适合
的，这里所谓的系统是指相互影响与交互的子项目（items）构成的统
一整体。

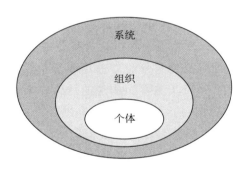

图 3-2　系统背景下的能力层次

1. 系统层次能力

最高层次为系统，或者说是背景环境层次。对于一些国家层级的项
目（如减贫、市场经济转型、环境改善等），系统层次可以囊括整个国
家或社会以及其中所有子构成部分。对于部门或行业级别的项目（如
乡村发展），那么系统则仅包括与项目主题相关的组成部分。系统层次
能力评价维度包括：①政策维度：每一个系统都有其特定目标，即为了
满足社会或某一特定实体的需要。②法律或规则维度：包括一系列规
则、法律、规范和标准等。③管理或问责维度：明确系统管理者，以及

哪些实体或利益相关者在系统内运作。从能力发展角度来看，应该准确识别由谁负责设计、管理、实施、协调、监管和评估。④资源维度：系统内可获得的有助于能力发展的（人力、财力和信息等）资源。⑤过程维度：系统中实体或组织间的相互关系、相互依存性与交互作用，包括实体或组织间资源与信息的流动、正式与非正式人际网络和通信基础设施等。

2. 组织层次能力

无论是正式的组织（如政府机构或政府的某一部门）、私营企业或非正式组织（如志愿者组织），其能力也是由多个维度构成的。组织层次能力评价维度包括：①使命和战略：组织的既定目标及实现目标的战略，包括角色分工、任务、产品或服务的界定；服务的客户/顾客；与宏观背景系统及其他利益相关者的交互；绩效评估等。②文化/结构和竞争力：包括组织与管理价值观、风格和标准，组织结构及核心竞争力。③过程：组织内部与外部支持组织功能（包括计划、客户管理、与其他组织的关系、研究/政策制定、监督与评价、绩效/质量管理、财务与人力资源管理等）的过程。④人力资源：组织中最有价值的资源，组织变革、能力发展均主要依赖于此。⑤财力资源：包括资金与资金管理，能保证组织有效且高效地运作。⑥信息资源：包括信息本身及如何管理信息以支持组织实现目标。⑦基础设施：包括有形资产（财产、建筑物和动产），计算机系统和通信基础设施，生产性的工作环境。

3. 个体层次能力

个体层次能力的评价需要建立在个体所处背景系统和组织层次之下开展。一般来说，个体能力评价基于既定的"工作描述"，该"工作描述"阐明了特定工作职位所要求的才干与技能。这种评价可以显示出任何"能力上的差距"，然后根据评价结果制订后续的培训与发展计划以弥合这些差距。组织层次能力评价维度包括：①工作要求：技能要求及其他需要。②培训/再培训：包括个人学习与职业培训。③职业发展：包括责任与道德。④信息可及性：包括个人与职业人际关系网。⑤绩效/行为：包括激励与保障。⑥价值观和态度：包括士气与动力。⑦人际关系和团队：包括组织内成员间的相互依赖程度。⑧岗位调动：包括工作分担。⑨职业忠诚度。

（五）能力评价时的"放大"与"缩小"

根据 UNDP 能力评价框架，能力可以从系统、组织和个体三个层次进行评价。当我们在进行任何一个层次的能力评价与能力提升时，都需要将视野"放大"和（或）"缩小"到更大和（或）更小的层次去考虑问题。UNDP 在提出能力评价框架的报告中举了几个实例来说明能力评价时的"放大"与"缩小"问题。以组织层次的能力问题为例，当我们需要改革某一政府职能部门的财务管理与预算系统时，就需要将视野放大到更宏观的政府系统中，去考量宏观系统中政府财政管理、预算编制以及政策制定、规划与支出管理等问题，这有助于将宏观系统的需求、问题或影响考虑到组织层次的能力发展（即财务管理与预算系统改革）中；另一个例子是提升政府立法系统能力，在系统层次考量各能力维度后，还需要进一步将视野缩小到立法系统的各个组织（如检察院、法院、公安）中去考察其能力，紧接着去考察各组织的运作过程、人力资源等组织层次的能力维度以及组织内个体层次的能力。

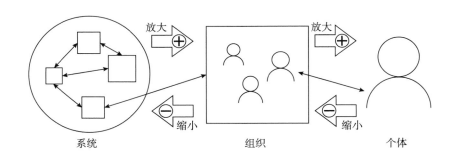

图 3-3 能力评价时的"放大"与"缩小"

资料来源：改编自 UNDP Management Development and Governance Division, Capacity Assessment and Development: In a Systems and Strategic Management Context, Technical Advisory Paper No. 3, January 1998.

（六）基层医疗卫生服务静态能力

基层医疗卫生服务能力是基层卫生人员、基层医疗卫生机构及其所处环境作为一个整体实现其基本医疗与公共卫生服务功能的本领，包括个体层次、组织层次和系统层次的能力。从组织和个体层次去思考组织能力问题，是相对静态的，因为此时并没有将背景环境的变化纳入考虑范围。因此，从组织和个体层次去考量基层医疗卫生服务能力时，可以称之为基层医疗卫生服务静态能力，这是一种在系统环境不变（或者说不考虑系统环境变化）的情况下基层医疗卫生机构实现其基本医疗卫生服务功能的能力。借鉴 UNDP 能力评价框架，从组织和个体层次构建基层医疗卫生服务静态能力理论框架（见图 3-4），其中，组织层面要素包括人力资源、财力资源、信息资源、基础设施、过程、战略、文化等；个体层面要素则包括人际关系、绩效动机、工作要求、培训、职业生涯、信息可及性、价值观和态度等。

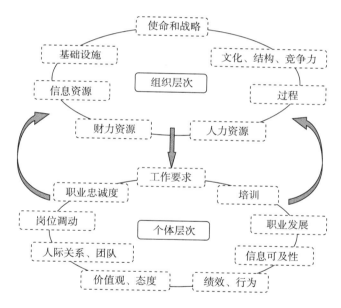

图 3-4 基层医疗卫生机构静态能力理论框架

当我们将组织能力放在其所处背景环境（即"系统"环境）中去考量时，能力就是一个有关于"变化"的概念了。绝对静止的环境几乎不存在，基层医疗卫生机构所处的环境更不是一成不变的，卫生政策时常变更、居民卫生服务需求持续转变、卫生服务技术日益更新……因此，基层医疗卫生服务静态能力中组织和个体层次的子维度能力都需要根据环境的变化而有所调整，只有依环境而变才能应对环境变化。第二节将深入讨论基层医疗卫生机构的动态能力，即与静态能力相对，能"改变"静态能力的"高阶"能力。

第二节　如何理解基层医疗卫生机构的动态能力

一　为什么要强调动态能力

1978 年，世界卫生组织发表《阿拉木图宣言》，阐明了初级卫生保健的概念，强调了初级卫生保健对于卫生体系发展、人群健康促进与健康公平的重要性，并提出将初级卫生保健作为实现"人人享有健康"的千年发展目标的核心政策。曾经中国以"赤脚医生"为代表的基层卫生服务提供被认为是初级卫生保健的典型实践并在国际上备受推崇，但后来由于国家经济体制转型和环境发展变化，基层卫生服务的重要性逐渐被忽视，导致基层卫生服务体系的衰弱。医疗卫生系统中基层卫生服务严重不足的"体系病"问题也直接导致了"看病难""看病贵"等社会问题。2007 年，党的十七大提出"建立基本医疗卫生制度，提高全民健康水平"，将建立基本医疗卫生制度上升到医药卫生体制改革总目标的高度，重新确立了基层医疗卫生服务的核心地位。近年来，基本医疗卫生制度建设一直是卫生工作的重点。2016 年《"健康中国2030"规划纲要》提出坚持"以基层为重点不动摇"更是将基层医疗卫生服务的有效供给与"健康中国梦"的实现联系在一起。基层医疗卫生机构作为服务提供主体，是全民健康的"守门人"和"网底"，其能力水平直接关系到居民能否得到满意的基本医疗卫生服务。

基层医疗卫生服务的重要性毋庸置疑，但当前中国基层医疗卫生机构的能力却十分有限，无法满足居民的卫生服务需求。第三章第一节中已提到，政府对基层医疗卫生机构的财政投入总额由 2008 年的 198.1亿元增加到 2017 年的 1784.4 亿元；其中，社区卫生服务中心（站）和乡镇卫生院的平均财政补助收入也大幅增长。政府对基层医疗卫生机构的投入不断加大，但卫生服务产出却不理想。2010—2017 年，社区卫生服务中心诊疗人次由 3.5 亿增长到 6.1 亿，病床使用率由 56.1%下降到 54.8%；乡镇卫生院诊疗人次由 8.74 亿人次增加到 11.10 亿人次，

2017 年病床使用率依然仅为 61.3%。新医改以来，基层医疗卫生服务机构一直是改革的重地，国家对基层机构基础资源的投入有增无减，可基层医疗卫生服务却依然存在资源不足、服务量和服务范围缩减、患者信任及满意度降低等问题。

究竟是何原因导致基层医疗卫生机构的能力饱受诟病呢？通过梳理既往针对基层医疗卫生机构能力的研究，发现以下问题：①忽视了能力的动态性内涵。既往研究聚焦于基层医疗卫生机构的资源基础能力，强调静态资源不足对功能发挥的影响。根据能力阶层理论，资源基础能力属于能够直接导致产出的零阶能力，除此之外，能力还包括动态能力。动态能力是组织为了应对环境变化，而获取、整合、重构组织内外部资源的能力。实际上，动态能力是一种在变化环境中不断提升存量能力的高阶能力。基层医疗卫生机构正处在一个由外部政策调整、居民卫生需求转变，以及内部人员流失、更替和管理政策变化造成的动态环境中，如果仅考虑机构的资源基础能力显然是有失偏颇的。2012 年《柳叶刀》杂志中发表的一篇对中国新医改早期评价的文章中也强调了我国医疗卫生机构动态能力的缺失导致政府投入无法有效转化为产出。②混淆了能力与结果的区别。基层医疗卫生机构产出是机构能力作用的结果，厘清能力与结果的关系，识别能力导致结果的作用路径，有利于发现能力不足及造成基层服务产出不理想的真正原因。③弱化了能力的差异。能力差异是指现阶段或未来我国不同区域基层医疗卫生机构能力的差异。中国地域宽广，各地区的资源分布不均，人口密度差异大，经济发展不平衡，服务业发展水平也存在很大差异，基层医疗卫生机构的能力可能因其人群需求或者区域发展程度不同而呈现差异。

二 基层医疗卫生机构的动态能力是什么

（一）动态能力理论起源

战略管理领域的一个永恒经典话题便是如何获取、维持并提升竞争优势。过去的近五十年间，关于企业竞争优势来源的理论众多，但基本围绕三类不同的研究范式。第一种研究范式以 Porter（1980）提出的竞争力（competitive forces）理论为代表，认为企业竞争优势源自战略制定，而企业战略受环境的影响，故提倡企业对其所处环境的主要因素——产业机构和外部竞争力——进行详细分析。战略冲突（strategic conflict）理论也属于这一研究范式。第二种研究范式将焦点从企业外部的产业层面转移到企业自身层面，开始关注企业内部的资源与本身的能力，认为竞争优势源自企业的效率优势。"资源基础观"（resource-based perspective）是这一研究范式的研究中最突出的一支力量，强调企业竞争优势来源于独特的资源、能力以及相应的隔离机制。第三种研究范式则为动态能力理论，在以往研究范式及相关理论的基础上，动态能力理论开始关注企业对外部不断变化环境的适应，从动态匹配视角研究战略基本问题。

1. 竞争力理论

20 世纪 80 年代最为主流的研究范式为 Porter 提出的竞争力理论。该理论认为竞争优势来源于战略制定，分析单元为整个产业或产业中的企业群体，强调通过分析产业结构和企业外部竞争力来制定合适的战略。Porter 构建了五力模型来分析整个产业或产业中企业群体的竞争态势及内在盈利潜能，该模型能够帮助企业在产业中寻找合适的位置以抵御外部竞争影响并维持竞争优势。五力模型中的五种力量分别为供应商的议价能力、购买者的议价能力、新进入者的威胁、替代品的威胁和同行竞争者的竞争程度。当一个行业中的企业有能力阻止可能将经济利润降低为零的竞争力量时，这些企业就能获利。竞争战略的目的通常为针对同行竞争者或供应商不断改变公司在产业中所处的地位。产业结构则在决定和限制企业战略行为中起到关键作用。

2. 战略冲突理论

类似竞争力理论所代表研究范式的另一种理论为基于博弈论的战略冲突理论，该理论同样认为竞争优势来源于战略制定，主张运用博弈论来分析企业间竞争行为的本质。战略冲突理论揭示了一个企业如何能影响竞争对手行为，并进而影响市场环境，通过操控市场环境维持竞争优势从而获利。

3. 资源基础观

以上两种理论都认为企业竞争优势来源于对外部环境（包括产业环境与竞争者）的分析，而忽视了对企业自身及其内部要素的关注，因而在解释同一产业中不同企业差异的来源上存在或多或少的缺陷。于是，关注于企业内部资源的资源基础观理论应运而生。资源基础观理论源于 1959 年 Penrose 的研究,后于 1984 年由密歇根大学教授 Wernerfelt 正式提出,该理论强调企业特有的资源是企业绩效的根本决定因素,这些资源具有"有价值、稀缺、难以模仿和无法替代"(valuable, rare, inimitable, and non-substitutable, VRIN)的特性。该观点认为企业是"资源集合体",资源选取机制是企业经济租金的重要产生机制,这种机制认为拥有资源选取技术的企业能够识别市场中的优质资源与劣质资源,在获取优质资源后将新旧资源联合配置使用即能在边际成本小于边际收入时产生经济租金。值得一提的是,即使未能获取优质资源,资源选取能力对企业经济租金的产生也能有正向影响,因为该能力能帮助企业拒绝对劣质资源的投资。

但学者们逐步深入对资源基础观的研究后,也发现了该理论的许多问题,很多学者开始质疑该理论的有效性。首先,资源基础观未能清楚地区别资源与能力。Barney(1991)将资源界定为:企业所拥有的能使其制定并实施战略以提高效率和效能提升的全部资产、能力、组织过程、企业特征、信息和知识。其次,资源基础观仅涉及对某一时点资源的识别,只是一种静态的分析。在如今这个科技突飞猛进、信息爆炸、全球化加速的时代,企业的市场环境持续变化,市场需求不断更新发展,企业之间的沟通合作越来越多,资源在企业间的共享与流动也越来越频繁,因此,资源具有异质性这一资源基础观的前提是否成立值得考量。企业资源的"相对黏性"使企业难以适应当今复杂多变的动态环境从而制约企业发展。最后,资源基础观无法解释从资源到竞争优势的形成机制。尽管资源基础观在一定程度上阐明了同一产业间不同企业异质性的原因,即企业能够通过资源选取能力来获得 VRIN 资源,从而获取竞争优势,但该理论并未说明资源在企业内如何形成竞争优势,也未能给出如何有效管理内部资源从而获得经济租金的路径与方式。

4. 动态能力理论

由于上述资源基础观存在的问题,战略学者们逐渐开始关注动态过程的研究。企业如何在动态变化的环境中获取、保持和发展其竞争优势成为学者们关注的焦点。毋庸置疑,动态能力理论正是在资源基础观的基础上逐渐发展起来的。目前,学界普遍认为 Teece 于 1994 年在《企业动态能力：导言》论文中（该文发表在《产业与企业变革》杂志）正式提出动态能力理论。"动态"意指不断变化的商业环境。"能力"则指能够恰当地适应、整合与重塑企业内部和外部的技能（skills）、资源及功能（functional competences）以匹配快变环境的要求。1997年，Teece及其同事又在《战略管理杂志》中发表论文《动态能力与战略管理》，在文中结合其他学者观点对动态能力进行了更为系统的讨论，并将"动态能力"定义为：企业整合、构建和重塑内外部胜任力（competences）以应对快变环境的能力（ability）。此后越来越多的学者开始从事对动态能力的研究，动态能力理论也逐步发展为战略管理领域中一个颇具影响力的理论分支与研究热点。

与资源基础观一脉相承的是，动态能力理论同样是基于效率（efficiency-based）而非战略制定（strategizing）的理论。不同的是，资源基础观关注企业的静态存量资源，而动态能力理论则关注企业对资源的利用。综合仅关注外部环境的竞争力理论所代表的研究范式和仅关注企业内部资源的资源基础观所代表的研究范式，动态能力理论结合对企业内部和外部的共同考量来研究企业战略问题。

（二）公共组织的动态能力

1. 公共组织与私营企业的异同分析

尽管公共组织（public organization）和私营企业在许多方面都存在明显的差异，但二者也有一定相似性。总结公共组织与私营企业与研究主题相关的特征并比较其异同如表3-2所示。公共组织与私营企业最显著的差异在于目标不同，私营企业的目标简单明确，即追求最大的投资回报，而公共组织的目标则相对复杂模糊并且难以测量一些，主要为实现公共利益。不同于私营企业只追求效率，公共组织还需兼顾公平问题。公共组织通常归政府所有，其本身不享有完全的自治权，因此公共组织管理者在组织决策（甚至战略决策）过程中受官僚体制的影响甚至控制。此外，公共组织内资源的来源及对资源的使用均受政府约束。从环境特征来看，私营企业主要受外部市场竞争力的控制，而公共组织的外部约束力主要来源于政治压力，公共组织面临的行业竞争压力相对较小。

表 3-2 　　　　　　　　公共组织与私营企业的特征异同

特征	私营企业	公共组织
差异性		
目标特征		
目标内容	利润最大化	实现公共利益或履行责任与义务
目标性质	清晰、可度量	模糊、难以度量
结构特征		
所有权归属	个人或多人团体	通常为政府
自治权	是	较少
科层结构	否	是
决策受繁文缛节影响	小	大
收入来源	客户	主要源于税收
环境特征		
竞争压力	大	小
市场机制	强	弱
控制力	市场竞争力	政治压力
相似性		
本质	都是一系列资源和组织过程的集合	
环境	都面临动态变化的环境	
资源依赖	都依赖资源以维持组织正常运转	
战略管理	公共部门也需要战略管理	

公共组织和私营企业的相似性在于二者作为组织机构，其本质相同——均为一系列资源和组织过程的集合体，通过资源与过程实现组织运作。除此以外，二者所处的环境均在动态变化，企业面临竞争环境的变化，公共组织面临政府政策、公众需求以及内部管理者换届等诸多因素的变化，有学者甚至认为公共组织所处环境的动态性远大于私营企业。同企业一样，公共组织也是需要战略管理的。

2. 动态能力理论在公共组织的应用

动态能力理论是战略管理研究领域的一个新兴理论，在企业管理研究中受到大量追捧。近年来，该理论在公共组织中的讨论与应用也逐渐增加。事实上，与企业类似，公共部门组织同样常常处于快速变化的环境之中，一些学者甚至认为公共部门面临的环境变化更甚于企业。以卫生服务机构为例，其所处的动态环境包括政策的变化、卫生服务成本的增长、患者需求的变化、医疗技术的发展及内部管理者换届制度导致管理者不断变化等。由于公共组织常常在面临环境动态变化的情况下，还需要不断优化服务提供，因此，动态能力理论这一聚焦组织如何在变化环境中提升绩效的理论受到了公共管理研究领域学者的关注。与企业类似的是，公共组织也是一系列资源和组织惯例的集合，但其目的在于满足政策要求和提供服务，动态能力为其提供适应、调整或重构其资源基础以应对变化环境的机制。近年来公共管理领域中关于动态能力的相关研究整理如表 3-3 所示。可见，动态能力已经在许多不同类别的公共组织中得到研究，包括医院及其他卫生服务机构、政府部门以及公立学校等。

3. 公共组织动态能力的概念及维度构成

尽管与企业管理领域的研究相似，不同学者根据各自的研究目的和背景，提出了不同的动态能力概念，但综合来看，公共组织的动态能力仍沿袭于经典动态能力理论，随着企业管理领域动态能力概念的相对成熟与统一，公共组织动态能力研究中，最常被引用的动态能力概念来源于 Teece 及同事（1997）和 Eisenhardt 与 Martin（2000）的定义。根据 Teece 及同事的定义，公共组织的动态能力为组织整合、构建和重塑内外部资源以应对快速变化环境的能力。Eisenhardt 与 Martin 将动态能力定义为具体过程，因此根据他们的研究，公共组织的动态能力可认为是组织使用资源以适应环境变革的过程。尽管二者的学术观点存在差异，但并不相互矛盾，因为组织过程是动态能力实现资源整合与重构的载体，动态能力离开了具体组织过程将无从谈起。总体而言，公共组织的动态能力与私营企业的动态能力概念相似，是一种感知环境变化，调整（包括获取、释放、整合、重构）资源从而应对环境变化的能力。

与企业相同，公共组织的动态能力也是一个多维的概念，但不同于企业管理研究领域学者对动态能力维度划分的方法各异（主要包括五类不同的划分方法），公共组织领域的学者们基本都依据同一种方法，即动态能力参与的组织过程类别来对其进行维度划分。系统研读公共管理领域动态能力的研究后发现，Teece（1997）和 Teece（2007）划分的动态能力维度最为常用。1997 年，Teece 将动态能力划分为协作/整合能力、学习能力和重构/转变能力。协作/整合能力呼应组织的系统性特征，强调不同组织过程需要有效且高效的协作与整合。学习能力强调组织需要不断地学习，学习是一个不断重复和试验的过程，通过学习能更好更快地完成工作任务。重构/转变能力强调组织在快变环境中能够感知重构其资产结构的需要并实现必要的内外部转变。2007 年，Teece 在其论文中又将动态能力划分为感知能力、机会把握能力和重构能力。感知能力强调组织能全面感知环境中出现的机会与威胁；机会把握能力表示组织作出战略选择把握机会的能力；重构能力则为组织重构其资源与结构的能力。尽管 Teece 在这两篇论文中阐述的动态能力维度的命名与顺序不尽相同，但二者有许多相似和重叠之处。仔细比较后不难发现，Teece 在 2007 年的论文中十分强调动态能力维度中的感知能力，而这一能力实为 1997 年划分的重构/转变能力的微观过程；1997 年发表的论文中尤其强调协作/整合能力，该能力则在 2007 年的重构能力中得到讨论。因此，尽管 Teece 在两篇论文中对动态能力维度的命名有所区别，但二者实为相互解释与补充。

同理，不同学者在各自研究中对动态能力维度划分的差异也可以得到相同的解释，尽管表面上看似能力维度的命名存在差异，实则殊途同归，动态能力的内涵是达成共识的。例如 Rajendra 等学者对一家家庭卫生服务提供机构的 10 年案例研究中提出动态能力由事务性动态能力（transactional level capabilities）和转变性动态能力（transformative level capabilities）构成。前者是指与核心组织过程相关的能力，关注于服务提供。如通过一周 7 天每天 24 小时的系统来感知患者需求、动态分配临床护士服务于那些确实需要面对面护理服务的患者；后者则脱离于核心组织过程，在战略层面关注于发展一个环境适应型组织。如通过整合远程患者管理系统和相关 IT 技术来实现患者动态管理的组织战略、鼓励并授权员工在遇到问题时尝试新的解决方案。这两种能力体现了传统的环境感知能力和资源整合重构能力。因此，总结不同学者的观点，可认为公共部门的动态能力由感知能力、学习能力和整合/重构能力三个维度构成。

表 3-3　公共管理领域动态能力相关研究

研究者（年份）	概念	维度构成	研究场景	主要研究内容及发现
Lee（2001）	吸收能力即动态能力，指组织扫描、获取、消化、利用知识以实现组织目标的能力	扫描知识能力，获取知识能力，消化知识能力，利用知识能力	政府部门	研究知识分享与信息系统外包服务之间的关系发现，服务供需双方间知识分享的程度正向影响信息系统外包能力对此关系起到调节作用的吸收能力对服务能力的成功，服务需求方（政府部门）
Deniel 和 Wilson（2003）	沿袭 Eisenhardt 和 Martin（2000）的定义	从具体组织过程视角识别了 8 种动态能力，但可归为两大类——整合能力和创新能力	五个来自不同产业（旅游、食品零售、公共设施、电信、当地政府）的组织机构	在五类不同产业的组织机构实施电子商务转型（e-business transformation）的过程中，现有资源重塑转型不足以实现转型，转型的成功需要重塑现有资源并获取新资源，因此成功的电子商务转型需要构建利用动态能力
Reeves and Ford（2004）	—	环境扫描，战略再评估，风险承担，决策多重性	营利与非营利卫生机构	营利与非营利卫生机构具有相似的战略能力（一种动态能力）内涵，因此可以用同一套工具测量
Jones 等（2005）	重塑能力：是组织变革所需要的能力	员工参与，资源开发，绩效管理能力	政府部门	政府部门对新用户终端计算系统的实施效果受动态能力的非直接正向影响，该影响通过员工变革意愿这一中介作用产生
Ridder 等（2005）	组织利用资源的能力		市政府	利用资源基础观和动态能力理论来分析德国多个市政府实施新财会系统的过程并解释不同市政府实施结果的差异。作者认为实施结果的差异不仅源于不同市政府资源基础（人力资源、技术资源、财政资源等）的差异，也可归结于其动态能力的差异；该差异归根结底体现于不同政府机构变革系统会系统发展的程度，这种变革依赖于既往组织发展的路径

续表

研究者（年份）	概念	维度构成	研究场景	主要研究内容及发现
Pablo 等（2007）	一种在试验中学习的能力	试验中学习，对应于资源整合与重构能力	区域健康中心	通过对 Calgory 区域健康中心的案例研究，作者发现在面临财政投入缩减的情况下，该健康中心通过识别并使用动态能力（即在试验中学习的能力）来促进组织绩效。试验中学习类似于"摸着石头过河"，该健康中心试图通过启动一系列针对加强初级卫生保健服务的改革试验（如组建跨专业团队提供改善初级卫生保健服务）来减少并改善服务绩效。该组织只能边做边学习总结，由于这些项目并无前人经验可供借鉴。在 Calgory 区域健康中心的案例中，管理者是通过识别现有资源并调整其配置来应对变化的环境，因此动态能力可以对应于 Eisenhardt 和 Martin（2000）对动态能力定义中的资源整合与资源重塑能力
Ridder 等（2007）	沿袭 Teece（1997）年的定义	—	公立医院	引入动态能力理论来研究德国一家公立医院中不同科室实施 diagnosis-related groups（DRGs）的过程，结果发现对所需的资源（包括人力、IT、财力）进行投资与整合，并组织有效的团队协作是科室成功实施 DRGs 的重要原因

续表

研究者（年份）	概念	维度构成	研究场景	主要研究内容及发现
Rajendra 等 (2011)	沿袭 Teece (2007) 年的定义	事务性动态能力（transactional level capabilities）、转变性动态能力（transformative level capabilities）。前者与核心组织过程相关，后者关注战略层面转变	家庭卫生服务提供机构	通过对一家家庭卫生服务提供机构的 10 年案例研究，作者发现，在面临医保降低报销额并要求机构增加报告次数的情况下，该家庭卫生服务提供机构转变原有的计划导向服务供给模型为 IT 导向服务供给模型，并在转变过程中利用 IT 技术开发组织动态能力，最终实现服务效率和质量的提高
Leung (2012)	—	学习吸收能力和重构能力尤为关键	卫生机构	以电子健康档案、远程医疗系统和社交网络媒体为例，通过文献综述讨论了卫生机构在实施卫生信息技术（Health Information Technology, HIT）时所需的资源与能力。认为动态能力不同维度中的学习吸收能力和重构能力对 HIT 的成功实施尤为关键，并能因 HIT 而得到强化
Steward 等 (2012)	组织有目的性地创造、扩展或修改其资源基础的能力	学习吸收能力、重构能力	医疗机构、社区组织及公共卫生机构	实施 HIV 卫生信息交换系统建设项目过程中，重构能力对机构的实施效果影响最突出，学习吸收能力影响较小。此外，灵活的信息系统、机构规模和人力资源对项目的成败也存在显著影响

续表

研究者（年份）	概念	维度构成	研究场景	主要研究内容及发现
Wu 等（2012）	组织以独特的方式利用资源来创造价值的能力	自外向内、自内向外、整合能力	医院	知识资源正向影响动态能力，动态能力正向影响财务绩效和患者绩效
Salge 和 Vera（2013）	增量学习能力：一系列能促使组织逐渐修改和扩展其知识库的组织惯例。组织惯例是在一定规则和习惯约束下的重复行为模式	增量学习能力：包括发现问题、提出建议以及参与变革三个方面的组织惯例	公立综合医院	利用英格兰 153 家公立综合医院的面板数据（2004—2007）研究动态能力的前因（包括过去的增量学习能力、闲置资源），动态能力对组织绩效或资源的作用，以及组织经济模型（劳动力密集型或动态能力）对该种效应的调节效应。研究发现动态能力对组织绩效有显著正向影响，当组织密集型时资本密集型而非劳动力密集型影响这种影响更为明显
Agwunobi 和 Osborne（2016）	一种不寻常的能力，来自难以模仿的组织惯例、结构和资产的收集与配置，能够维持组织竞争优势。对于医院来说，动态能力是同时提高医疗服务质量的能力	感知、塑造并抓住机遇的能力、重构能力	医院	耶鲁新港口健康集团（Yale New Haven Sys-tem）医改提倡基于价值的服务的背景下，医院通过动态能力来调整其资产、结构、组织惯例，使其实现在降低医疗及管理成本的同时提高医疗服务质量
Evans 等（2017）	组织整合、构建、重构其资源与技能以应对快变环境的能力。动态能力能够促进变革与创新	环境扫描、系统能力规划、实验中学习、任务再评估	Cancer Care Ontario	—
Isabel 等（2018）	沿袭 Teence（2007）的定义	—	公立医院	"做中学"（learning in practice）对发展动态能力的影响

续表

研究者（年份）	概念	维度构成	研究场景	主要研究内容及发现
Najmi 等（2018）	组织根据环境变化而调整组织资源与流程的能力	响应能力、调整能力、整合能力、创新能力	医院	动态能力在知识管理和战略领导对医院绩效的关系中起到中介作用
Rubbio 等（2019）	—	协作能力、事故侦察能力、柔性服务能力、吸收能力、响应能力	医院	研究动态能力如何促进弹性服务行为进而较好地管理工作事故、改善病人安全。结果发现，协作能力、事故侦察能力、柔性服务能力、吸收能力这 5 种动态能力对工作事故的管理十分关键。此外，与医疗、机构、患者相关的知识对动态能力的发展尤为关键
Minbashrazgah 等（2019）	由动态能力引申到生态能力：指组织在变化的环境中，通过获取和利用资源实现减少对环境的负面影响并促进组织绩效的能力	—	医院	利用资源基础观和动态能力观研究组织生态能力（eco-capability）对组织绩效的正向影响作用
方洁等（2015）	组织通过扫描环境发现机会，并据此整合、构建和重组资源以修正运营操作能力，从而适应动态复杂快速变化环境的能力	机会识别能力、整合重构能力、技术和组织柔性能力	三级医院	研究发现多数医院处于规模不经济的状态，并结合动态能力理论以及在国家严控医院规模的政策背景下，医院需要以基础能力为基础来制定规模替代发展战略

92

续表

研究者（年份）	概念	维度构成	研究场景	主要研究内容及发现
汪忠等（2016）	使得社会企业在动态变化的市场环境中，能及时有效整合配置社会资源，强化竞争优势，获取经济价值与社会价值的双重投资回报，达致长远发展的能力系统	环境感知、整合协调、学习吸收、重构转变能力	社会企业	因子分析和 BP 神经网络这两种方法可相结合用于社会企业的动态能力评价。此外，研究发现社会企业动态能力水平参差不齐，整体水平不高
孙昊等（2017）	为客户提供更优质服务的资源重构与创新能力，以及对外部环境变化的识别、响应与优化能力	资源配置、学习、创新、环境感知、环境适应能力	服务型企业	动态能力五个维度中，环境感知能力对其他维度的影响最大。对于服务型企业动态感知能力的提升来说，可主要从加强环境感知能力着手
陈婷等（2017）	为满足卫生服务需求，合理运用理论知识、新技术技能，与患者进行有效沟通、不断创新以适应变化，提供优质高效医疗服务的程度	获取与配置资源的能力、提供服务的基础能力、可持续发展潜力	大型公立医院	—

（三）基层医疗卫生机构的动态能力

1. 基层医疗卫生机构的属性特征及与动态能力的联系

（1）非营利性。非营利性是基层医疗卫生机构的基本属性。基层医疗卫生机构不以谋取利润为目的，而是以保障人群基本医疗卫生服务需求等特定社会目标为宗旨。其次，在业务范围上，与营利性机构以盈利程度来决定是否开展具体业务项目不同，基层医疗卫生机构主要开展营利性较低的基本医疗卫生服务，且新服务项目的开展不应取决于项目是否盈利，而是由居民需求来决定。因此，基层医疗卫生机构的基本属性要求其具备扫描、识别并满足患者需求的能力。

（2）自治性。自治性是基层医疗卫生机构持续发展的动力之源。政府虽然拥有机构所有权，但基层医疗卫生机构属于公法人组织，其经营管理由机构自身负责。自治性强调为提高服务效率和组织可持续性，机构具有一定自组织、自管理的权力。管理学大师德鲁克在《非营利组织管理》一书中便提到，非营利组织不仅需要管理和管理者，还必须以最好的方式来管理。基层医疗卫生机构在资源的内部分配和利用、绩效管理、服务流程优化、文化制度建设、机构自身发展规划与战略决策等方面享有自主权。基层医疗卫生机构的自治性为动态能力的发展提供了基础。

（3）专业性。专业性是基层医疗卫生机构的立身之本。基层医疗卫生机构属于知识性组织，知识资源的持续更新与有效利用是实现基本医疗卫生服务高效供给的前提。此外，单一特定领域的专业知识本身并不容易产生绩效结果，它必须与其他相关领域的专业知识组合在一起才能发挥功用，这一点对于基层医疗卫生机构来说尤其适用，因为其作为社区的"守门人"，关注的不仅仅是疾病，而是健康—疾病连续体，其为辖区居民提供的是从健康促进、疾病预防到疾病诊疗与康复的全方位服务，因此需要不同学科的卫生技术人员、社区工作者、居家照顾者和患者家属的通力协作。通过不同知识与技能的协调整合来实现基本卫生服务的有效供给。

（4）政府约束性。政府约束性是基层医疗卫生机构公益性的根本保障，即机构由政府举办，资金来源主要由国家财政给付，其行为受政策法规、行业标准约束。具体来说，机构的资源获取和服务供给均在一定程度上受到政府约束。因此，基层医疗卫生机构动态能力的发挥具有有限性。

2. 动态能力的概念及内涵

动态能力研究中最经典，也最受认可的概念界定来源于 Teece 及同事（1997）的"能力观"定义和 Eisenhardt 与 Martin（2000）的"过程观"定义。尽管二者的定义并不矛盾，但能力应当与过程加以区分，因为动态能力本身并不是组织过程或惯例，而是将组织过程作为载体实现资源的改变，从而最终适应环境变化。因此，沿袭 Teece 的"能力观"，将基层医疗卫生机构的动态能力界定为机构获取、释放、整合和重塑内外部资源以应对环境变化的能力。基于此定义，对基层医疗卫生机构动态能力的内涵做以下几点说明：

（1）动态能力是服务能力的子集。基层医疗卫生机构动态能力是服务能力的子集。服务能力包括静态能力和动态能力两部分，静态能力是在稳定环境中有效利用现有资源维系机构日常服务供给的常规能力；动态能力则是在变化环境中调整内外部资源以应对变化的能力。根据 Winter（2003）的观点，静态能力是组织能力中基础的低阶能力，而动态能力是一种高阶能力，能够改变低阶能力（主要为改变组织的资源基础与运作过程）。

（2）动态能力始于环境的变化。既往研究表明，环境动态性是动态能力的重要前因。基层医疗卫生机构不仅面临机构外界环境的变化，包括卫生政策变化、患者需求内容和方式改变、技术变革等；还面临机构内部环境的变化，如管理者换届、人员流失等。基层医疗卫生机构于不断变化的环境中感知机构发展的机会与威胁，通过改变内部资源基础与运作常规以应对环境变化。

（3）动态能力是对现有资源的使用。动态能力是一种获取、释放、整合和重构资源的能力。关注资源对基层医疗卫生机构来说是十分重要的，因为其发展主要依赖于外部财政经费、服务收费（也包括医保资金）或内部资源的开发与利用。尽管受政府约束性特征的影响，基层医疗卫生机构的经费来源受限，但其作为独立法人机构，拥有自组织自管理的权利，自身资源的开发和强化对机构的发展尤为关键。

（4）动态能力的目的是适应环境变化。动态能力始于环境变化，其目的则在于应对环境变化。

（5）动态能力的最终作用结果是绩效。不同于企业动态能力维持竞争优势，基层医疗卫生机构的动态能力通过对资源基础的调整，最终达到服务绩效的改善。由于既往部分学者在界定动态能力时，将结果（即绩效或竞争优势）纳入定义中，被诟病为"同义反复"——动态能力的概念已包含结果，又在研究动态能力和结果关系时将二者分开。为规避"同义反复"问题，以上动态能力定义中避免了结果因素的出现。

（6）动态能力的发展受机构管理者的影响。由于动态能力主要涉及资源的调整，基层医疗卫生机构管理者对动态能力的发展具有重要影响。与企业不同的是，基层医疗卫生机构作为知识密集型组织，医务人员既是生产资料的拥有者，也是与服务对象接触最密切的人群；与医院不同的是，基层医疗卫生机构规模相对较小，机构管理者和一线医务人员利用非正式交流来传递信息的频率更高，因此，非管理者的医务人员也可能影响动态能力的发展。

（7）动态能力的有限性。对基层医疗卫生机构这样一类小规模的公共组织而言，其动态能力的有限性值得注意。除了不像企业一样具有完全自主管理权（如人事权、财产分配权）以外，与医院相比，可供基层医疗卫生机构调配的资源数量与内容也均有限。

3. 基层医疗卫生机构动态能力的维度构成

在动态能力定义的基础上，结合基层医疗卫生机构的属性特征和既往研究对动态能力构成维度的划分可以推演出，基层医疗卫生机构动态能力由感知能力、学习能力和整合能力这三个维度构成。

（1）感知能力。动态能力是一个关于变化的概念，其始于环境变化，聚焦于资源调整，因此感知环境变化并认识到自身需要调整的能力是十分重要的。环境感知能力这一认知维度的能力是动态能力的首要构成要素，它是基层医疗卫生机构扫描、识别并理解环境变化所带来的机会与威胁的能力。前文已多次提到基层医疗卫生机构所处的内外部环境在不断变化，因此，若想适应环境变化，保持甚至提升服务绩效，基层医疗卫生机构需要持续扫描、搜寻、理解居民卫生服务需要、潜在需求、政策要求与导向、合作与竞争机构的反应、技术变革的可能等。

（2）学习能力。一旦基层医疗卫生机构通过扫描环境变化识别了潜在的机会与威胁后，便需要通过学习，利用新知识与新技能来把握机会和规避威胁。旧有的资源与组织过程对于应对环境变化通常是不够的，机构需要学习以寻找解决问题的方法、创新新知识、强化甚至改变固有资源与服务。学习能力与感知能力是截然不同的两种能力，因为感知能力关注外部信息的获取，而学习能力则聚焦于利用外部信息来创造新知识。Zahra 和 George 认为学习能力是一种动态能力，其形成实际上是组织根据外部环境的变化来获取与消化对组织发展有潜在价值的外部知识，再将新旧知识进行有效的整合转化，继而更新创造知识并应用的过程。基层医疗卫生机构作为知识密集型组织，只有充分具备学习能力，才能实现良好的绩效结果。学习能力包括知识获取、消化、转化和应用能力，其中获取能力是指能够从外部识别并获得对机构运行发展有利的知识、信息；消化能力是指能够分析、处理、解释和理解从外部获取的知识；转化能力是指将外部获取的知识与内部已有知识进行整合，包括对知识进行删减或在本机构情境下将知识进行转变；应用能力是指将转化的知识应用于机构以促进、扩展现有能力。

（3）整合能力。在感知环境变化、学习新知识的基础上，基层医疗卫生机构还需要具备整合能力来最终实现服务绩效的提升。整合能力是基层医疗卫生机构整合、协调资源与服务的能力。这里包括了整合与协调两个过程。整合主要针对资源的整合，包括内外部资源整合、个体与组织资源整合以及新旧资源整合。资源整合是一个复杂的、系统的动态过程，包括选择、获取、配置与利用不同来源、层次、结构和内容的资源并摒弃无用资源以实现组织资源的更新，使其更具灵活性、系统性和价值。协调主要强调资源与服务的协调。实现资源与组织过程的有效及高效整合或协调对企业而言至关重要，同样，对于基层医疗卫生机构来说，资源与服务的协调也很关键。基层医疗卫生机构承担着健康促进、疾病预防、疾病治疗和康复服务在内的一系列基本医疗卫生服务提供工作，如何实现不同来源、层次、结构和内容的资源与这些服务的协调，以及实现不同类别服务之间的协调将直接影响服务的有效供给及居民卫生服务需求的满足。

三 基层医疗卫生机构动态能力概念模型

根据基层医疗卫生机构概念内涵及维度构成，构建基层医疗卫生机构动态能力的概念模型如图 3-5 所示。内外部环境的变化会触发基层医疗卫生机构发展动态能力以适应环境变化，动态能力的最终作用结果是服务绩效的提升。经过感知内外部环境变化给机构带来的机会与威胁（感知能力）、学习利用新知识与技能（学习能力）以及整合协调资源与服务（整合能力），基层医疗卫生机构的资源与组织过程得到更新。

以新冠肺炎疫情为例对基层医疗卫生机构动态能力概念模型进行说明。证据显示，疫情暴发期间和疫情缓解后较长时期内公众焦虑、抑郁、失眠、创伤后应激障碍等心理问题的发生率高，心理服务目前并不在基层医疗卫生机构的日常服务提供范围内，为满足居民健康需要、提升服务绩效，基层医疗卫生机构应能及时感知到辖区居民心理服务需求的增加，然后通过学习相关心理咨询与辅导的知识、聘用培训社工或招募具备相关专业技能的志愿者等方式，将心理疾病预防与治疗服务纳入日常服务过程中。

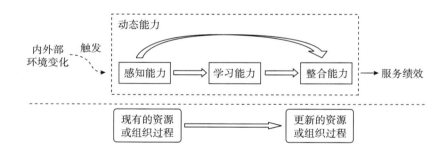

图 3-5 基层医疗卫生机构动态能力概念模型

第三节 由动静态能力构成的能力二维理论模型

经过第一节、第二节对基层医疗卫生服务静态能力和动态能力的分析后，进一步整合构建由动静态能力构成的基层医疗卫生服务能力二维理论模型，如图 3-6 所示。模型的关键要素为动态能力和静态能力两个模块（分别为上方虚线直角方块和下方虚线圆角方块），动静态能力均处于系统大环境（即外围椭圆）中，环境的变化触发基层医疗卫生机构动态能力的形成与发挥，在动态能力作用下机构静态能力获得调整与更新以更好地应对环境变化，最终动静态能力作用的结果将是服务绩效的提升（或维持）。

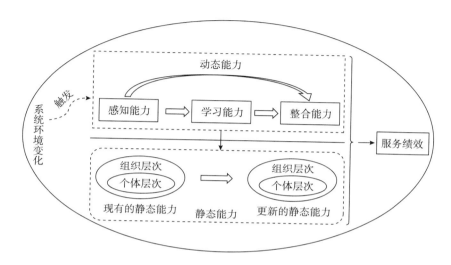

图 3-6 基层医疗卫生服务能力二维理论模型

第四章

基层医疗卫生服务能力评价

第一节 静态能力评价

第三章构建了基层医疗卫生服务静态能力理论框架。静态能力是与动态能力相对的一个概念，动态能力是在环境变化的情况下，基层医疗卫生机构调整资源与组织过程以应对环境变化的能力；而所谓静态能力，则是在系统环境不变，或者说是在不考虑系统环境变化的情况下基层医疗卫生机构实现其基本医疗卫生服务功能的能力。静态能力可以理解为基于某一时点的组织资源与组织过程，是一种相对静态的分析。因为机构所处的环境是时刻动态变化着的，静态能力也会因动态能力的存在而不断调整变化。既往众多关于基层医疗卫生服务能力的评价基本都是针对静态能力的评价，尽管评价框架和指标设置与静态能力理论框架不完全一致，但基本涵盖了组织和个体层次的重要评价维度，如组织层次的基础设施、各类资源以及个体层次的态度、团队建设、培训等。因此，本节静态能力评价的目的并不在于设计一套系统、全面的评价指标对基层医疗卫生服务静态能力进行综合评价，而是针对我国基层医疗卫生服务的两大类别——医疗与公共卫生服务，并基于当前基层医疗卫生机构普遍存在的"重医疗、轻预防"现象，来比较评价医疗与公共卫生服务的静态能力，试图寻找基层医疗与公共卫生服务能力间的差距以及讨论弥合二者差距、促进二者融合的关键问题。由于医疗与公共卫生服务在部分评价维度上难以客观比较，囊括理论框架中所有评价维度并不现实，因此，在比较医疗与公共卫生服务静态能力的过程中，将选择最具代表性和可比性的指标进行评价与对比。组织层次，主要比较医疗与公共卫生服务的人力资源与产出；个体层次，则比较医疗与公共卫生服务人员的工作态度。

一 医疗与公共卫生服务静态能力比较

（一）从卫生系统看基层医疗卫生服务资源

人力资源是卫生资源的核心要素，图4-1显示2009—2017年我国医院及基层卫生技术人员的变化情况[①]。调查数据表明，2009—2017年医院和基层卫生技术人员数量分别增长了103%和44.6%；尽管基层卫生技术人员数量有所上升，但基层卫生技术人员占医院与基层卫生技术人员总数的比例从2009年的24.25%下降至2017年的18.57%。全国数据分析结果与本书纳入样本数据具有相似的趋势。

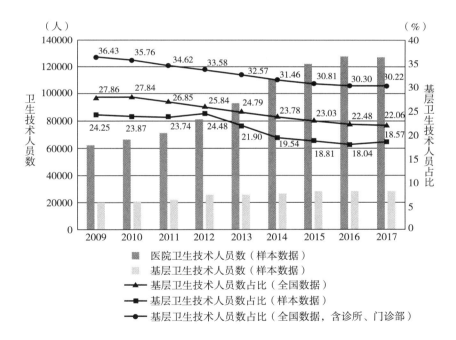

图4-1 2009—2017年医院及基层卫生技术人员变化情况

---

① 在图4-1中样本数据的基层卫生技术人员数仅包含乡镇卫生院和社区卫生服务中心（站）的人员数据，不包含诊所等其他基层医疗卫生机构的数据。

尽管 2009 年新医改的一个重要目的是加强基层医疗卫生服务体系，但从 2009—2017 年基层卫生人力资源的变化趋势来看，基层的发展（至少是人力资源的发展）是与医改目的背道而驰的。逐渐下降的基层卫生技术人员占比提示医院系统在不断加强，而基层卫生体系则在不断弱化，这一结果或许能够归因于医院的大规模扩张，以及吸引、留住基层卫生人员的激励不足。难以控制的二级与三级医院的"跑马圈地"不仅吸引了更多的医学毕业生，还从基层医疗卫生机构挖走了人员。药品零加成政策取消后，政府虽加大了对基层医疗卫生机构的补偿力度以弥补其赤字，但基层卫生技术人员的薪酬水平仍然远低于医院，且仅占我国全职业平均工资的 70%。此外，基层卫生人员的非经济激励（如职业发展机会）也相对较弱。因此，建议控制医院发展的同时，提高基层卫生人员的多方位激励。

（二）医疗与公共卫生服务资源

全国卫生资源与医疗服务调查制度要求基层医疗卫生机构上报的年报表中，对于卫生技术人员数量的统计是分执业类别（如执业医师、注册护士、药师等）进行的，因此无法从现有统计数据中直接获取医疗服务和公共卫生服务人力资源数据。2018 年，通过问卷的形式调查了样本基层医疗卫生机构[①] 2009—2017 年公共卫生服务人员的数量。为减少回忆偏倚，调查要求每个机构依据相关文件记录来填报公共卫生服务人员的数量，如果没有相关记录，则要求单位中有经验的公共卫生服务员工（2009 年以前便在单位工作的员工）来填报数据。基层医疗

---

① 依托于国家自然科学基金重点项目"健康中国背景下基层卫生服务能力提升研究：理论与机制"（项目编号：71734003），采取多阶段分层整群抽样的方式确定样本调查机构（调查于 2018 年开展）。首先按照东、中、西部地区分类，在三个区域内各抽取两个样本省（直辖市）作为抽样单位，分别为东部——山东、广东；中部——湖北、河南；西部——贵州、重庆；再在山东、广东、湖北、河南、贵州五省内根据人均 GDP 水平将各地级市按照经济水平高低分为两层，分别抽取经济水平高、低地级市各 1 个，共计 10 个地级市；随后，根据中国县区比例约为 2∶1 的原则，在 10 个地级市随机抽取市辖区 1 个，县或县级市 2 个（随机抽取一个区，抽取经济水平较好和较差的县各一个。广东省 A 市无县或县级市，因此抽取两个区级单位，在另一个地级市抽取 4 个县或县级市）。重庆市按照人均 GDP 分类，直接抽取经济水平较好的区 2 个，经济水平较好和较差的县或县级市各 2 个。总计抽取县或县级市 24 个，市辖区 12 个；最后，在各样本区/县内，选择辖区内所有社区卫生服务中心和乡镇卫生院为调查机构。此处去掉相关变量含缺失值的样本后，纳入的样本机构为 785 家。

卫生服务由医疗服务和公共卫生服务构成，相应地，基层医疗卫生机构医疗服务人员数量为卫生技术人员数量与公共卫生服务人员数量的差值。对 2009—2017 年我国基层医疗卫生机构中医疗与公共卫生服务人力资源基本情况进行统计分析后发现（见表 4-1），2009—2017 年基层医疗卫生机构平均基本医疗和公共卫生服务人员数量均有所增长。2017 年，平均每家基层医疗卫生机构拥有 27.3 个医疗服务人员，较 2009 年增长了 18.7%；与此同时，2017 年平均每家基层医疗卫生机构的公共卫生服务人员数为 11.4，较 2009 年增长了 60.6%。医疗服务人员数量占比从 2009 年的 76.4% 略下降至 2017 年的 70.5%，但医疗服务人员仍占基层医疗卫生服务人员的绝大多数。

表 4-1　　　　2009—2017 年基层医疗卫生服务机构平均医疗和
公共卫生服务人员情况

年份	2009	2010	2011	2012	2013	2014	2015	2016	2017
医疗服务人员（均值）	23.0	22.8	22.4	25.1	25.7	26.5	27.1	27.4	27.3
医疗服务人员占比（%）	76.4	75.0	73.4	74.9	74.3	73.2	72.7	71.7	70.5
公共卫生服务人员（均值）	7.1	7.6	8.1	8.4	8.9	9.7	10.2	10.8	11.4
公共卫生服务人员占比（%）	23.6	25.0	26.6	25.1	25.7	26.8	27.3	28.5	29.5

（三）医疗与公共卫生服务产出

在测量基本医疗服务和公共卫生服务的产出时，利用服务量（physical quantity）而非调节价值（deflated value）进行测量，因为服务量信息更加准确且完善。利用标准服务量来计算医疗服务和公共卫生服务量。医疗服务产出由门诊服务和住院服务构成，分别用门诊就诊人次数和出院患者占用总床日数测量。根据世界卫生组织的标准，一个住院床日的标准服务量是一个门诊就诊人次的 3 倍。因此，如果将一个门诊就诊人次的标准服务量看作 1，那么住院患者占用的一个床日数的标准服务量为 3。医疗服务总产出由总诊疗人次和出院患者占用总床日数按照标准服务量进行加总计算，同理，公共卫生服务总量由不同子类别的服务量按照各自的标准服务量进行加总计算。公共卫生服务中不同子类别服务标准服务量的设定参考上海市静安区卫生和计划生育委员会

2016 年发布的《静安区社区卫生服务中心基本项目标化工作量指导标准》，该标准根据服务所需资源、服务风险和复杂程度而定。表 4-2 列出了医疗服务和公共卫生服务不同服务类别的标准服务量，其中，部分公共卫生服务子类别的标准服务量无法在《静安区社区卫生服务中心基本项目标化工作量指导标准》中找到标准，是咨询了卫生服务研究领域专家和基层医疗卫生机构院长后制定而成。

表 4-2　　　　基本医疗服务和公共卫生服务标准服务量

服务类别	测量指标	标准服务量	单位
基本医疗服务			
门（急）诊	总诊疗人次	1	人次
住院	出院患者占用总床日数	3	床日
基本公共卫生服务			
健康档案更新与维护	年末纸质健康档案累计建档人数	1	人
	规范化电子建档人数	1[a]	人
健康促进	年内公众健康咨询活动总次数	10[a]	次
	年内健康知识讲座总次数	10[a]	次
预防	年内传染病和突发公共卫生事件报告例数	2	例
	年内 0—6 岁儿童国家免疫规划接种人次数	1	人次
妇幼健康与老年人健康管理	年末 0—6 岁儿童健康管理人数	8	人年
	年末孕产妇健康人数	8	人年
	年末 65 岁以上老年人保健服务人数	4	人年
疾病管理	年末高血压规范管理人数	8	人年
	年末糖尿病规范管理人数	8	人年
	年末严重精神障碍规范管理人数	8	人年
	年末肺结核患者健康管理人数	10	人
其他服务	年内卫生监督协管巡查次数	5[a]	次
	年末中医药健康管理人数	2[a]	人

注：a. 根据卫生服务研究领域专家和基层机构院长咨询结果而设定的标准服务量。

　　2009—2017 年基层医疗卫生机构医疗与公共卫生服务的平均产出见表 4-3。平均门诊人次数与住院床日数分别增长了 35.6% 和 43.5%。

公共卫生服务的各类服务项目产出均有较大变化。健康档案建档人数和规范化电子建档人数呈相似趋势，并随时间快速增长。2009—2017年0—6岁儿童国家免疫规划接种人次数保持稳定态势，而高血压、糖尿病和严重精神障碍患者管理人数则逐年增长后于2016年略有波动。脆弱人群（包括儿童、孕产妇和老年人）健康管理人数先增加后降低。通过比较医疗与公共卫生服务产出可知，公共卫生服务产出占比从44.3%（2009年）增长至65.9%（2017年）。

表4-3 2009—2017年基层医疗卫生机构平均医疗与公共卫生服务产出

年份	2009	2010	2011	2012	2013	2014	2015	2016	2017
医疗服务									
门诊人次数	28771.7	30360.5	32250.2	34432.9	37212.8	38516.0	38729.2	38616.9	39003.5
住院床日数	4821.8	4991.3	5244.9	6147.7	6431.5	6616.9	7024.7	6914.8	6918.6
公共卫生服务									
健康档案建档人数	12146.6	17475.5	24072.8	24506.3	26320.5	27437.0	30137.2	29095.4	25392.0
规范化电子建档人数	8616.0	12333.9	20830.6	22525.3	24794.7	26049.8	28504.0	27739.6	23865.7
公众健康咨询活动次数[a]	6	6	6	9	9	9	9	9	9
健康知识讲座次数[a]	12	12	12	12	12	12	12	12	12
传染病和突发公共卫生事件报告例数	0.0	0.0	0.0	33.9	29.8	44.2	52.3	43.9	47.5
0—6岁儿童国家免疫规划接种人次数	7170.7	7211.9	7586.8	7726.4	8359.3	7416.0	7967.7	7165.6	8247.1
0—6岁儿童健康管理人数	0.0	0.0	0.0	1598.3	2033.1	2063.7	2131.0	2042.0	2078.9
孕产妇健康管理人数	202.8	244.4	258.2	319.7	361.9	390.7	536.5	448.8	363.9
高血压规范管理人数	386.7	698.0	1183.9	1467.9	1583.6	1601.8	1766.4	1646.1	1761.5

续表

年份	2009	2010	2011	2012	2013	2014	2015	2016	2017
糖尿病规范管理人数	92.3	161.1	274.4	378.7	416.0	436.4	516.7	484.1	560.9
严重精神障碍规范管理人数	11.9	36.7	52.0	64.0	75.1	80.3	164.0	98.2	109.1
肺结核患者健康管理人数	0.9	0.0	0.0	0.0	0.0	0.0	16.6	15.6	12.4
65岁以上老年人保健服务人数	964.5	1647.3	1952.4	2328.8	2246.0	2193.8	2102.2	2145.9	1979.9
卫生监督协管巡查次数	0.0	0.0	0.0	29.6	41.6	52.0	81.6	121.6	136.0
中医药健康管理人数	0.0	0.0	0.0	0.0	2028.8	3317.4	3223.9	3227.5	2850.0
医疗与公共卫生服务比较									
平均每家机构医疗服务产出	42485.3	44430.7	46748.6	51906.3	54804.5	56017.9	57451.8	57396.7	58071.9
医疗服务产出占比（%）	55.7	47.1	39.2	37.1	34.7	33.7	32.1	32.8	34.1
平均每家机构公共卫生服务产出	33786.6	49823.5	72366.6	87909.1	103006.1	110038.4	121394.0	117692.6	112437.9
公共卫生服务产出占比（%）	44.3	52.9	60.8	62.9	65.3	66.3	67.9	67.2	65.9

注：a. 公众健康咨询活动次数和健康知识讲座次数均为政府要求的基本标准。

尽管基层医疗卫生机构医疗服务产出持续上升，但研究显示整个卫生服务体系中，基层医疗卫生机构的就诊率从2009年的62%下降至2017年的54%，该数值远低于世界卫生组织的推荐值（基层就诊率不低于80%）。换句话说，如果未来能将医院的患者下沉到基层，必须增加基层卫生人员的数量。公共卫生服务范围从2009年以前的6项（仅包括健康档案建档、健康教育、0—36个月儿童健康管理、孕产妇健康管理、预防接种、传染病和突发公共卫生事件报告）增加到如今的14项〔新增了老年人健康管理、慢性病患者健康管理（高血压、糖尿病）、严重精神障碍患者管理、结核病患者管理、中医药健康管理、卫生计生监督协管、免费提供避孕药具、健康素养促进行动〕，且服务产出显著增长，2009 年新医改以来基本公共卫生服务项目的内容得到了拓展、服务可及性得到了提升、地区差异也得到了改善。

快速增长的公共卫生服务产出（2009 年以来增幅高达 232.8%）与相对增长缓慢的公共卫生服务人员数量（2009 年以来增幅为 56.8%）提示基层卫生人员工作量大幅增加，但人力资源相对缺乏。繁重的工作负担通常会导致糟糕的工作绩效。基层医疗卫生机构公共卫生服务快速增长的产出—人力资源关系趋势提示公共卫生服务的质量或受影响。健康档案和规范化电子健康档案建档人数于 2016 年开始呈下降趋势，表示人群建档工作的天花板已经达到。政府在评价公共卫生服务工作绩效时多利用过程性指标（如随访记录表和健康档案填写情况）而非结果性指标，因此，公共卫生服务人员的日常工作被大量管理性工作任务占据，缺乏对促进服务质量和健康结局的关注。数据显示，我国由非传染性疾病造成的死亡率由 2008 年的 4.8/1000 增长至 2016 年的 5.7/1000，相关指标的控制率（如血糖控制率）依然维持在低水平。

（四）医疗与公共卫生服务产出—人力资源关系

进一步比较分析 2009—2017 年基层医疗卫生机构中医疗和公共卫生服务产出—人力资源的关系及其变化趋势。产出—人力资源关系由产出与人力资源之比计算，利用潜类别增长分析分别将医疗服务和公共卫生服务的产出—人力资源关系变化轨迹进行分类。对于医疗服务，785 家基层机构的产出—人力资源关系轨迹被分成了平行且稳定变化的四大类，如图 4-2（a）所示，横坐标为年份，纵坐标为对数化后的产出—人力资源比值（如纵坐标 3 表示人均服务产出为 10^3，即 1000）。由图可知，11.7% 样本机构的产出—人力资源比值一直处于较低水平（轨迹 1），16.8% 样本机构的产出—人力资源比值则处于较高水平（轨迹 4），大部分机构（轨迹 2 和轨迹 3）则处于中间水平。轨迹稳定（既不升亦不降）提示医疗服务产出的变化与人力资源数量的变化速度一致；轨迹水平不同（即产出—人力资源比值大小不同）提示不同类别的基层医疗卫生机构人均医疗服务产出存在显著差异。对于公共卫生服务，样本机构的产出—人力资源关系轨迹则分成了五大类，如图 4-2（b）所示。轨迹 1 所代表的基层医疗卫生机构（占总样本量的比值为 7.7%）在 2009—2017 年间保持持续最低水平，尽管这些机构在最初几年里其公共卫生服务产出—人力资源比值略有上升；轨迹 2（26.1%）和轨迹 4（31.4%）分别呈现"低起始值—快速增长"和"中起始值—快速增长"趋势，这两条轨迹具有相似的变化趋势，均在 2009—2014 年以较快的速度上升，然后于 2015 年开始略有下降；轨迹 3（14.7%）起始值较高，但 9 年间呈持续下降趋势；轨迹 5（20.1%）的公共卫生服务产出—人力资源比值稳定保持在最高水平。除了轨迹 3 以外，其他轨迹所代表的基层医疗卫生机构（占比 85.3%）均显示出先上升后缓慢下降的趋势，可见基层医疗卫生机构公共卫生服务量的增速远高于人力资源增速。

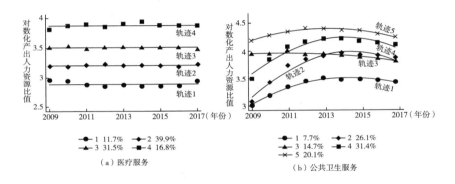

图 4-2　2009—2017 年基层医疗卫生机构服务产出—人力资源关系的变化轨迹

　　基层医疗卫生机构医疗服务产出与人力资源比值的稳定趋势表明医疗服务人员与医疗服务产出的增速是一致的。进一步分析不同区域的情况显示，西部地区基层医疗卫生机构具有更高的医疗服务产出—人力资源比值，该结果可能源于西部地区医疗服务人员不足。尽管西部地区的卫生服务人员有所增长，但由于卫生服务可及性的提升和医疗保险覆盖率的增加，该地区居民的卫生服务需求也得到释放。因此，相较于其他地区，我国西部地区的医疗服务人力资源依然无法满足居民健康需求的要求。西部地区人口密度、地理可及性和生活水平相对较低，吸引和留住卫生人才相对困难，因此诸如远程医疗等新的技术应当在西部地区加速应用。

　　公共卫生服务产出与人力资源比值的趋势则表明基层医疗卫生机构

服务量的扩增与人力资源的增长不匹配。公共卫生服务项目的扩展和政府对公共卫生服务产出的行政要求可能是图中大多数机构的轨迹在新医改最初几年呈现上升趋势的原因。2015 年后，公共卫生服务产出与人力资源比值开始呈缓慢下降趋势，这可能暗示我国基层医疗卫生机构在过去十年间已经经历了公共卫生服务工作最繁重的阶段，今后的公共卫生服务任务将趋于正常与稳定。研究结果还显示，相较于农村机构，位于城市的具有低起始值的基层医疗卫生机构更不容易表现出快速增长的趋势，提示城市地区的基层医疗卫生机构更可能在公共卫生服务的产出—人力资源关系中取得平衡。事实上，2009—2017 年，农村地区基层医疗卫生机构的平均公共卫生服务人员数量（9.0）低于城市地区（9.8），因此，农村地区基层公共卫生服务提供人员的工作负担可能更重，对卫生服务质量也可能存在不良影响。

当把基层医疗卫生机构的医疗服务和公共卫生服务分开来对比分析其人力资源、服务产出以及二者关系的时候，不难发现，公共卫生服务并未受到基层管理者和服务提供者的高度重视，且医疗与公共卫生服务之间的协调也不够灵活。目前，基层医疗卫生机构的医疗与公共卫生服务之间是碎片化的，负责各自服务的医务人员之间也很少沟通交流。例如，对于糖尿病患者，公共卫生服务人员只负责疾病筛查、随访、建立与更新患者健康档案，而医疗服务人员则是仅提供治疗与必要的转诊服务。大量研究证据表明医疗与公共卫生服务的良好协调与整合有利于促进健康，因此，除公共卫生服务绩效考核指标以过程性而非结果性指标为主，非整合的医疗与公共卫生服务也是我国慢性病患者管理效果不佳的另一原因。当前，医疗服务由医疗保险与患者共同支付，而公共卫生服务则由政府埋单，故要达到整合医疗与公共卫生服务的目的，可能还需要整合这两类服务碎片化的支付方式，并鼓励不同的卫生服务提供者相互合作。服务的整合有利于缓解公共卫生服务提供者的工作负担并促进健康结局。建议在基层医疗卫生机构层面提高管理灵活度，以加强医疗与公共卫生服务之间的协调性。整合的服务将促使基层医疗卫生机构真正做到为服务质量、居民健康，而不是服务量负责。

（五）更多的公共卫生服务人员正在遭遇工作倦怠

加强基层医疗卫生服务体系以提高整个卫生系统的结果是大多数国

家的重要议题，随着新冠肺炎疫情的流行，这一点将更加毋庸置疑。尽管自 2009 年新医改以来，强基层便一直是我国政府卫生工作的重点，但 2009—2017 年，我国基层卫生技术人员的数量从 1.83 百万人增长到 2.51 百万人（从每千人口 1.37 名增长至 1.80 名基层卫生技术人员），基层卫生技术人员的占比从 36.43% 降低至 30.22%，提示实际上是二级、三级医院系统在不断加强。此外，基本公共卫生服务项目和工作量的不断扩大，导致基层医疗卫生机构公共卫生服务人员数量与工作任务不匹配，继而对相关医务人员健康和服务质量造成不良影响。在这样的背景之下，许多研究开始聚焦如何留住基层医务人员以及提高基层医务人员的效率与生产率等问题，这些问题都有可能受到医务人员工作倦怠的影响。医务人员是遭遇工作倦怠的高危人群，这种风险在新冠肺炎疫情开始流行后越发显著。医务人员的工作倦怠通常与患者不良健康结局、医务人员自身健康状况降低、医生工作效率下降、离职意向加重等问题相关。工作倦怠（job burnout）是一种心理综合征，包括情绪衰竭（emotional exhaustion），去人格化（depersonalization）和成就感低落（reduced personal accomplishment）。情绪衰竭是指个人认为自己所有的情绪资源都已经耗尽，感觉工作特别累、压力特别大，对工作缺乏冲劲和动力，在工作中会有挫折感、紧张感，甚至出现害怕工作的情况；去人格化即对他人的消极、冷漠或过度超然反应，个体会刻意与工作以及其他相关的人员保持一定距离，对工作不像以前那么热心和投入，总是很被动地完成自己份内的工作，对自己工作的意义表示怀疑，并且不再关心自己的工作是否有贡献；成就感低落是指个体感觉自身在工作中的能力和成功感下降，会对自身持有负面的评价，认为自己不能有效地胜任工作，或者怀疑自己所做工作的贡献，认为自己的工作对社会对组织对他人并没有什么贡献。

目前国内关于基层医务人员工作倦怠的研究较少，相关研究集中在国外且通常是针对不同执业类别医务人员（如医生、护士、社区工作者、助产士和药师）的研究。由于测量工具、目标人群和研究背景的差异，不同研究得出的工作倦怠检出率存在显著区别。一项发表于 2018 年的研究综述表明，中低收入国家基层医务人员情绪衰竭，去人格化和成就感低落的检出率分别为 27.4%—99.6%、13.3%—98.0% 和

25.1%—99.3%。医务人员工作倦怠的影响因素主要包括工作相关因素（如过量工作负荷、无效工作过程、支付方式、工作支持与自主性）和个体相关因素（如性别、年龄、教育程度）。国内有少量研究关注了基层医务人员工作倦怠的情况，尽管这些研究报告了逐渐上升的倦怠检出率，但他们多聚焦于某一类机构（如乡镇卫生院或社区卫生服务中心）或仅关注某一特定区域背景（如城市或省级层面）下的情况；此外，已有研究一般是根据执业类别将基层医务人员分类继而分析不同类别人员的工作倦怠情况，但尚未见不同服务类别（即医疗或公共卫生服务）医务人员工作倦怠现状的比较分析。

前文已将医疗与公共卫生服务区别开来，比较分析了医疗与公共卫生服务人力资源与服务产出状况，得到了公共卫生服务未受重视且其人力资源与服务产出的发展不匹配的结论，那么基层医疗卫生机构中医疗与公共卫生服务人员的工作倦怠情况是否会存在差异呢？接下来将进一步测量我国基层医疗与公共卫生服务人员工作倦怠检出率，识别其影响因素并提出相应策略建议。

1. 医疗与公共卫生服务人员的基本情况

样本基层医疗卫生机构（包括乡镇卫生院和社区卫生服务中心）的所有医务人员均于 2018 年被邀请通过线上调查的形式填写工作倦怠情况调查问卷。根据参与问卷调查的医务人员自评在医疗服务、公共卫生服务和管理工作三类中的占比来对其进行分类。当医务人员投入医疗服务的占比超过其他两项工作之和时，将其分类为医疗服务人员，最终确定了 13512 名医疗服务人员；同理，根据相同标准确定了公共卫生服务人员 4304 人。医疗和公共卫生服务人员分别投入医疗与公共卫生服务工作的比例为 77.7% 和 78.2%。研究对象的基本情况如表 4-4 所示，平均年龄 35 岁，女性占 70%。卡方检验和 t 检验的结果显示医疗和公共卫生服务人员在大部分个体特征上差异显著（除年龄、婚姻状况和收入占比）。与医疗服务人员相比，公共卫生服务人员中女性（75% vs69%）、教育程度在本科以下的更多（61% vs58%）、中高级职称人员（26% vs31%）和具有管理职务的人员（30% vs33%）更少、平均工作年限更低（9.01vs9.15）、每周工作超过 50 小时的人员占比也更低（30% vs45%）。

表 4-4　　　　　　　　　医疗与公共卫生服务人员的基本情况

		合计		医疗服务人员		公共卫生服务人员		p 值
		n	%	n	%	n	%	
年龄（均值，标准差）	—	35.39	9.27	35.42	9.40	35.30	8.84	0.467*
性别	男	5312	29.82	4239	31.37	1073	24.93	<0.001†
	女	12504	70.18	9273	68.63	3231	75.07	
婚姻状况	已婚	14095	79.11	10658	78.88	3437	79.86	0.169†
	未婚	3721	20.89	2854	21.12	867	20.14	
受教育程度	本科以下	10479	58.82	7873	58.27	2606	60.55	0.016†
	本科	7181	40.31	5525	40.89	1656	38.48	
	本科以上	156	0.88	114	0.84	42	0.98	
执业类别	医生	8421	47.27	5767	42.68	2654	61.66	<0.001†
	护士	5343	29.99	4244	31.41	1099	25.53	
	药师（士）	1266	7.11	1117	8.27	149	3.46	
	其他	2786	15.64	2384	17.64	402	9.34	
职称	初级及以下	12452	69.89	9266	68.58	3186	74.02	<0.001†
	中级	4623	25.95	3619	26.78	1004	23.33	
	高级	741	4.16	627	4.64	114	2.65	
管理职责	是	5780	32.44	4501	33.31	1279	29.72	<0.001†
	否	12036	67.56	9011	66.69	3025	70.28	
聘用状态	长聘	12920	72.52	9723	71.96	3197	74.28	0.003†
	临聘/返聘	4896	27.48	3789	28.04	1107	25.72	
工作年限（均值，标准差）	—	10.03	9.12	10.16	9.15	9.64	9.01	0.001*
周工作时长	<40	1556	8.73	1156	8.56	400	9.29	<0.001†
	40—49	8867	49.77	6249	46.25	2618	60.83	
	50—59	3892	21.85	3029	22.42	863	20.05	
	≥60	3501	19.65	3078	22.78	423	9.83	
个人收入占家庭收入比例	<25%	3365	18.89	2530	18.72	835	19.4	0.265†
	25%—49%	5289	29.69	3981	29.46	1308	30.39	
	50%—75%	5718	32.09	4354	32.22	1364	31.69	
	>75%	3444	19.33	2647	19.59	797	18.52	

注：*和†分别为 t 检验和卡方检验结果以验证医疗与公共卫生服务人员的差异。

2. 医疗与公共卫生服务人员的工作倦怠

利用中文版 MBI-GS（Maslach Burnout Inventory-General Survey）测量基层医务人员的工作倦怠。中文版 MBI-GS 包含 15 个条目，其中 5 个条目用以测量情绪衰竭、4 个条目测量去人格化、6 个条目测量成就感低落；每一个条目采用 7 分李克特等级量表，0 代表"从不"，6 代表"每天"。情绪衰竭和去人格化得分越高、成就感低落得分越低表明工作倦怠越严重。因此，测量成就感低落的 6 个条目进行反向计分。采用公式（4-1）对工作倦怠进行计算。

工作倦怠 =（0.4×情绪衰竭+0.3×去人格化+0.3×成就感低落）/15

(4-1)

此外，参考既往研究采用以下分界值对基层医务人员的工作倦怠程度进行分类：无工作倦怠（0—1.49），中度工作倦怠（1.50—3.49）和重度工作倦怠（3.5—6.0）。提示情绪衰竭、去人格化和成就感低落是否存在的标准为其测量条目的平均值，分别为≥3.2、>2.2 和≤4.0。

表 4-5 显示了基层医疗与公共卫生服务人员工作倦怠及其子维度的检出率。总体来看，50.09% 的基层人员出现工作倦怠，且 2.99% 的基层人员遭遇重度工作倦怠。公共卫生服务人员工作倦怠的检出率（58.06%）以及重度工作倦怠的占比（5.25%）均高于医疗服务人员（工作倦怠检出率 47.55%，重度工作倦怠占比 2.26%）。总样本中，成就感低落的检出率（40.85%）远高于情绪衰竭（14.60%）和去人格化（13.20%）。公共卫生服务人员中三个子维度的检出率均高于医疗服务人员。

表 4-5 **基层医疗与公共卫生服务人员工作倦怠检出率**

	合计（n=17816）		医疗（n=13512）		公共卫生（n=4304）	
	n	%	n	%	n	%
工作倦怠						
无工作倦怠	8892	49.91	7087	52.45	1805	41.94
中度工作倦怠	8392	47.10	6119	45.29	2273	52.81
重度工作倦怠	532	2.99	306	2.26	226	5.25

续表

	合计（n=17816）		医疗（n=13512）		公共卫生（n=4304）	
	n	%	n	%	n	%
工作倦怠子维度						
情绪衰竭	2602	14.60	1776	13.14	826	19.19
去人格化	2351	13.20	1571	11.63	780	18.12
成就感低落	7278	40.85	5256	38.90	2022	46.98

进一步分析医疗与公共卫生服务人员的工作倦怠及其子维度得分情况，见表4-6。t检验结果表明，医疗服务人员所有项目的得分均优于公共卫生服务人员（p<0.001）。

表4-6　　　　　　　　基层医疗与公共卫生人员工作倦怠得分

	合计（n=17816）		医疗（n=13512）		公共卫生（n=4304）		p值[1]
	均值	标准差	均值	标准差	均值	标准差	
工作倦怠总分	1.58	0.95	1.51	0.92	1.77	1.02	<0.001
情绪衰竭	1.95	1.28	1.89	1.25	2.15	1.34	<0.001
去人格化	1.03	1.09	0.97	1.05	1.21	1.19	<0.001
成就感低落[2]	4.38	1.36	4.44	1.36	4.19	1.38	<0.001

注：1 p值为t检验结果，以分析医疗与公共卫生服务人员间的差异。2 单独分析成就感低落得分时并未反向计分。

我国约一半的基层卫生人员表现出工作倦怠问题，表明工作倦怠在我国基层医疗卫生机构中较为普遍。该结果与既往关于基层卫生人员工作倦怠的小规模研究结果一致，尽管工作倦怠检出率（50.09%）高于2010—2015年开展的其他研究结果（27.8%—39.7%），原因可能在于我国基层卫生人员的工作倦怠问题逐年严峻。基层卫生人员工作负担的增长可能是导致倦怠问题普遍的重要原因。研究结果表明成就感低落的检出率远高于其他两个子维度，基层卫生人员较低的成就感可能源于居民对基层医疗卫生机构缺乏信任且常常跳过基层医疗卫生机构选择直接到医院就诊。值得注意的是，我国基层卫生人员情绪衰竭的检出率（14.60%）和去人格化的检出率（13.20%）均低于中低收入国家报告的范围（分别为 27.4%—99.6% 和 13.3%—98.0%），而成就感低落的检出率（40.85%）则在中低收入国家报告范围（25.1%—99.3%）内。

基层公共卫生服务人员工作倦怠及其三个子维度的检出率均高于医疗服务人员，可能的原因为公共卫生服务人员工作负担更大且投入大量时间在管理性的事务上（如填写健康档案和随访记录），这些事务性的工作不是最有意义、最能让人满足的。前文关于医疗与公共卫生服务产出的分析显示，尽管公共卫生与医疗服务产出的差距在 2015 年后有所缩小，但前者依然是后者的 4.6 倍。此外，不整合的医疗与公共卫生服务可能导致两类服务人员工作分配不公，继而影响友好合作的工作环境和患者健康。因此，公共卫生服务人员需要受到更多关注；通过增加两类服务工作协调灵活性、强化团队工作及整合筹资补偿来促进医疗与公共卫生服务的整合。

3. 医疗与公共卫生服务人员工作倦怠的影响因素

参考既往研究结果，结合数据可及性，从人口学因素、职业因素和组织因素三方面分析基层医疗与公共卫生服务人员工作倦怠的影响因素。人口学因素包括年龄、性别、婚姻状况和教育程度；职业因素包括执业类别、职称、是否具有管理职务、聘用状态（长聘、临聘或返聘）、当前机构工作年限、每周工作时长、个人收入占家庭收入比例以及投入医疗或公共卫生服务工作的比例（医疗服务人员仅考虑投入医疗服务工作的比例，公共卫生服务人员同理）；组织因素包括地理位置（东、中、西部）、机构类型（乡镇卫生院、社区卫生服务中心）和绩效工资占比（基层卫生人员工资可分为固定部分和浮动部分，浮动部分为绩效工资，按绩效考核结果计算，故绩效工资占比为绩效工资占总工资比例）。

总体而言，医疗与公共卫生服务人员工作倦怠及其子维度的影响因素相似，仅有少数例外[1]。与既往研究一致，年龄负向影响工作倦怠，该结果可以用经典的工作要求—资源模型解释。缺乏资源来处理工作中

---

① 具体研究结果详见 Lu Shan，Zhang Liang，Klazinga Niek，Kringos Dionne. More public health service providers are experiencing job burnout than clinical care providers in primary care facilities in China. Hum Resour Health. 2020，18；95.

的高要求情况时容易产生去人格化和成就感低落问题。年轻人缺乏工作经验、社会网络支持和工作自主性，因此容易导致工作倦怠及其相关子维度症状。学历越高，期望和压力也相对越大，因此具有更高学历的人也更容易产生倦怠。有趣的是，具有中级职称的基层卫生人员比对照组（初级职称或无职称）更容易产生工作倦怠，而具有高级职称的人员则与对照组无显著区别；尽管具有高级职称的基层卫生人员比对照组更容易出现情绪衰竭和去人格化，但相关系数（分别为 0. 135 和 0. 091）依然低于中级职称组（0. 204 和 0. 123）。原因之一可能在于具有中级职称的基层卫生人员正处于职业上升阶段，此时的竞争压力、野心报复和未满足期望容易导致工作倦怠。工作时间越长越容易出现工作倦怠，超过 90% 的基层卫生人员每周工作时间超过 40 小时，22. 78% 的医疗服务人员和 9. 83% 的公共卫生服务人员每周工作时间甚至超过 60 小时，提示基层医疗卫生服务体系中人力资源短缺和服务提供效率低下的问题亟待解决。另一个有意思的发现是更多的工作时间与更高的成就感相关，该结果有待进一步证实，因为有研究称成就感低落与工作倦怠其他两个维度在解释工作倦怠的重要性上不可同日而语，并认为这一维度不能成为工作倦怠的构念之一。纳入研究的三个机构因素均与工作倦怠相关。社区卫生服务中心的卫生人员比乡镇卫生院更容易产生倦怠，既往研究针对此结果并无定论，尽管一些研究的结果与本研究相反，但我国快速城镇化带来的城镇人口激增对城市卫生服务提供者而言是一项不容忽视的挑战。此外，相比于小城市、乡镇或村庄，大城市更高的工作要求和更低的工作自主性也是导致工作倦怠的原因之一。绩效工资占比与工作倦怠、情绪衰竭和去人格化正相关，可能由以下两个原因造成：第一，政府使用过程性而非结果性指标评价基层卫生人员绩效，这种绩效评价方式容易导致情绪衰竭；第二，绩效评价系统强调个体而非团队激励，容易导致同事之间的竞争并影响同辈关系（peer relationship），该评价系统长期来看会造成基层卫生人员的去人格化问题。因此，建议基层医疗卫生机构的绩效工资制度转变为质量导向、激励团队合作的制度。

第二节 动态能力评价

一 测量工具

（一）动态能力的测量方法

动态能力自 1994 年由 Teece 正式提出以来，便成为战略管理领域研究组织绩效维持与提升的重要理论工具，不同学者根据自己的研究需要将动态能力进行可操作化测量，实现动态能力相关的实证研究。既往实证研究中的动态能力测量方法可分为问卷法和计量指标法两大类。问卷法的优势在于能够根据动态能力的概念内涵全面系统地设计测量条目进行测量，操作相对简便；其弊端在于该方法通常基于组织管理者的评价，尽管有多种方法来最大化测量的准确性，该方法仍然被不少学者诟病存在一定程度的主观性；计量指标法的优势则在于相对客观，尤其运用在纵向研究中时，该方法能描述变化、体现"动态性"，近年来逐渐受到学者的青睐，并被许多学者建议成为今后动态能力研究的发展方向，但该方法的弊端在于可操作性相对较差，即纵向指标较难获取。问卷法和纵向计量指标法各有利弊，因此结合两种方法对动态能力进行测量。

1. 问卷法

问卷法是既往动态能力实证研究中主流的动态能力测量方法，学者们依据动态能力的概念内涵，将动态能力作为单维构念或多维构念，通过设计不同测量题项形成问卷进行测量。该测量方法通常基于组织管理者对组织在具体行为或任务上的能力与表现所作出的评价。例如，Lin 和 Wu 将动态能力划分为整合能力、学习能力和重构能力三个维度，针对每个维度设计不同的题项来测量。整合能力的测量题项有 4 个，分别是顾客信息收集和潜在市场开发、设立专有部门收集行业信息以支持决策、整合行业相关技术开发新产品、记录并整合历史经验与方法来处理公司事务；学习能力包括 5 个测量题项，分别是经常参与行业知识学习项目、经常组织内部教育培训、建立知识共享与学习小组、经常组织内部跨部门学习活动、建立知识管理数据库；重构能力有 4 个测量题项，分别是清晰的人力资源再分配流程、对市场变化有快速的组织响应能力、对竞争者行为有快速的组织响应能力、与合作机构高效地交流。

2. 纵向计量指标法

变化是动态能力理论的核心问题，动态能力始于环境的变化，又对资源或组织过程造成变化。横断面数据往往难以描述变化，因此，利用纵向数据来描绘机构在某些特征上的变化轨迹，能更清晰地反映动态能力。尽管纵向数据对于动态能力的测量十分重要，但既往定量实证研究中少有研究利用纵向数据来测量和分析动态能力。这些纵向数据的研究多利用面板数据来分析动态能力的前因因素或结果，如 Rothaermel 和 Hess 的研究中用 81 家药企 1980—2001 年每年的专利数来测量动态能力（创新能力），研究发现既往的 R&D 投入和联盟行为对动态能力具有正向影响作用；Helfat 在研究动态 R&D 能力时，用销量标化的企业 R&D 投入费用来测量企业 1976—1981 年每年的动态能力，发现那些拥有更多补充性技术和物资资产的企业，拥有更强的动态能力；Eggers 和 Kaplan 利用面板数据研究管理认知（CEO 对新技术的关注）这一动态能力对企业能否成功进入新技术市场的影响，动态能力的测量指标为 CEO 每年给股东的信件中与新技术相关的文字占比，结果发现 CEO 对新技术的持续渐进关注有利于企业成功进入新技术市场。部分研究虽然利用了纵向数据，但并未考虑能力的累积效应与连续性，而是利用相互独立的不同年份的数据做分析。如 Lampel 和 Shamsie 的研究将样本产品分到两个不同的时间段，并发现动态能力在不同时间段对产品销量的影响存在差异。

本书将创新性地设计相对客观的纵向计量指标法对问卷测量法进行补充，首先，利用 2009—2017 年的数据对基层医疗卫生机构在各指标上的变化轨迹进行分类描述；然后，由每一个指标下不同变化轨迹的优劣来评价机构在该指标上的表现；最后，综合评价机构在所有指标上的表现以衡量其动态能力大小。

（二）问卷测量条目

1. 研究步骤

动态能力问卷测量条目设计步骤如下：

（1）文献研究与初始测量条目形成。基于文献研究采用演绎的方法形成基层医疗卫生机构动态能力的初始测量条目。首先，对企业管理和公共管理领域动态能力相关的研究进行系统阅读和梳理，明确动态能力的概念内涵与维度划分；然后，基于研究所需的变量（即动态能力维度）收集整理国内外相关研究中的测量问卷，结合对变量的概念界定对不同测量问卷及条目进行比较，选择质量较好（开发程序严谨、信效度好）且适合本研究情境的测量问卷。最后，结合研究情境与目的对问卷条目进行必要修改。

（2）学术界访谈。就问卷初始测量条目的构思、逻辑和措辞问题与卫生管理相关研究领域专家进行讨论，并根据其建议对问卷进行修改。

（3）基层医疗卫生机构访谈。就问卷测量条目的适宜性与基层医疗卫生机构院长进行交流，了解测量条目的内容是否适用于基层医疗卫生机构，语言表述是否通俗易懂，是否有条目需要删减或补充。根据访谈结果完善问卷。

（4）问卷测试。利用修改完善的问卷在 3 家基层医疗卫生机构进行小规模预调查，主要测试问卷的逻辑与语言是否合适。

（5）问卷确定。基于小规模预调查结果修改问卷后形成最终版本。

2. 变量测量

（1）感知能力。感知能力是基层医疗卫生机构扫描、识别并理解环境变化所带来的机会与威胁的能力。基层医疗卫生机构处于动态变化的环境之中，需要持续扫描、搜寻、理解居民卫生服务需要、潜在需求、政策要求与导向、合作与竞争机构反应等的变化。基于此界定，参考 Hambrick、Pavlou 和 El Sawy 的研究，从感知居民卫生服务需求变化、特殊人群卫生服务需求变化、需求满足情况、卫生政策变化、卫生领域外政策变化以及其他卫生机构变化 6 方面对基层医疗卫生机构的环境感知能力进行测量。测量条目如表 4-7 所示。

表 4-7 　　　　　　　　　　感知能力的测量条目

变量	测量条目	条目内容
感知能力	S1	及时发现区域人口结构变化（如年龄结构、人口流动）导致的居民卫生服务需求（包括服务内容或服务方式需求）变化
	S2	全面了解二孩政策导致的孕产妇与婴幼儿卫生服务需求变化

<table>
<tr><td colspan="3" align="right">续表</td></tr>
<tr><td>变量</td><td>测量条目</td><td>条目内容</td></tr>
<tr><td rowspan="4">感知能力</td><td>S3</td><td>能通过有效的方式了解当前服务提供是否满足居民需求</td></tr>
<tr><td>S4</td><td>全面了解各项卫生政策变化可能为本单位带来的机会与威胁</td></tr>
<tr><td>S5</td><td>总是关注卫生领域以外的相关政策变化</td></tr>
<tr><td>S6</td><td>及时发现其他卫生机构的变化为本单位带来的机会与威胁</td></tr>
</table>

条目参考资料来源：Hambrick（2014），Pavlou 和 El Sawy（2011）。

（2）学习能力。学习能力是基层医疗卫生机构根据外部环境的变化获取、消化有潜在利用价值的知识，并将外部知识与内部原有知识进行整合转化，继而创新出新知识并应用的过程。因此在概念内涵上，基层医疗卫生机构的学习能力包括知识获取、消化、转化和应用四个部分。在此界定的基础上，对学习能力的测量基于 Lin 与 Wu 以及 Pavlou 与 El Sawy 设计的测量条目，从外部专业知识学习、内部教育培训、内部知识分享、新信息或知识理解、新旧知识融合以及知识利用 6 个方面对基层医疗卫生机构学习能力进行测量。测量条目如表 4-8 所示。

表 4-8　　　　　　　　学习能力的测量条目

<table>
<tr><td>变量</td><td>测量条目</td><td>条目内容</td></tr>
<tr><td rowspan="6">学习能力</td><td>L1</td><td>经常组织员工外出参加专业知识学习活动（至少每月一次）[a]</td></tr>
<tr><td>L2</td><td>设有医务人员教育培训制度且经常进行内部教育培训[a]</td></tr>
<tr><td>L3</td><td>内部经常开展知识分享活动（如通过成立学习小组等形式）[a]</td></tr>
<tr><td>L4</td><td>总是透彻理解学习到的新信息或新知识[b]</td></tr>
<tr><td>L5</td><td>总是将新知识恰到好处地融入日常服务中[c]</td></tr>
<tr><td>L6</td><td>有效地利用学习到的新知识来开展新服务项目[b]</td></tr>
</table>

条目参考资料来源：a Lin 和 Wu（2014），b Pavlou 和 El Sawy（2011），c 根据访谈结果设计添加。

（3）整合能力。整合能力是基层医疗卫生机构整合、协调资源与服务的能力，包括资源整合以及资源与服务协调两个子能力。Amit 及其同事将资源整合过程分为资源识别与选择、资源获取、资源开发及融合三个环节，饶扬德认为资源整合过程可分为资源识别与选取、资源汲取与配置以及资源激活与融合三个环节，Sirmon 等学者则认为资源整合过程还应包括利用资源提升组织效率效能这一环节，Ge 和 Dong 等学者提出资源整合过程包括资源识别、资源获取、资源配置以及资源利用四个环节。基于 Ge 和 Dong 开发的测量条目，从资源获取、资源配置及资源利用等方面对资源整合进行测量；基于 Pavlou 和 El Sawy 开发的测量条目，从合理分配不同服务的资源、工作任务与知识技能匹配、服务人员保持合作关系三个方面对资源与服务协调进行测量。此外，根据访谈结果，在整合与协调子能力中分别添加一个测量条目。具体测量条目如表 4-9 所示。

表 4-9 整合能力的测量条目

变量	测量条目	条目内容
整合能力	I1	能不断完善人力、物力、财力资源配置[a]
	I2	对资源的开发和拓展很满意[a]
	I3	能及时获得上级医疗机构的技术帮扶[c]
	I4	能将外部资源与内部资源整合以提高工作效率和效能[a]
	I5	合理分配医疗服务和公共卫生服务间的资源[b]
	I6	医务人员的工作任务与其知识、技能相匹配[b]
	I7	医务人员之间保持良好的合作关系[b]
	I8	机构的所有设施设备（包括床位）都能物尽其用（没有闲置）[c]

资料来源：a Ge 和 Dong（2008），b Pavlou 和 El Sawy（2011），c 根据访谈结果设计添加。

（三）纵向计量指标

卫生服务研究领域尚缺乏利用纵向计量指标来测量卫生服务机构动态能力的研究，企业管理领域中为数不多的利用计量指标来测量动态能力的纵向研究则通常根据各自的研究情境采用单一指标来测量，如主要研究创新能力这一企业动态能力时，采用每年的专利数来测量；在研究企业 R&D 活动的情境下探讨既往的 R&D 投入和联盟行为对动态能力影响时，采用经销量标化后的企业 R&D 投入费用来测量动态能力。依据基层医疗卫生机构动态能力的概念内涵，寻找能够准确描述动态能力不同维度且操作性强的指标。

1. 感知能力

基层医疗卫生机构作为公共组织，其最终目的是提供满足居民需求的服务。因此，基层医疗卫生机构的感知能力这一维度最关键的是感知居民需求的变化。早在中华人民共和国成立之初，我国基层卫生服务体系的建立实现了传染病的有效控制，但随着居民疾病谱由急性传染性疾病转为慢性非传染性疾病，基层医疗卫生机构似乎并非都能很好地感知这一变化并作出相应反应。尽管 2009 年基本公共卫生服务项目中加入了慢性病患者健康管理的内容，但相关数据表明居民慢性病死亡率从2008 年的 4.8/1000 增加到 2016 年的 5.7/1000，相关指标（如血糖控制率）持续不理想，表明基层服务体系总体而言并未重视这部分患者的卫生需求并将其有效管理起来。基于此，选取年末高血压规范化管理人数（由服务辖区常住人口数进行标化）于 2009—2017 年的变化来测量基层医疗卫生机构的感知能力。

由于现阶段基层医疗卫生机构开展的慢性病患者健康管理工作在管理人数上尚未覆盖全部应管理患者，管理质量普遍不高，又因数量是质量的基础，故在该指标的设计上暂未考虑质量问题。

2. 学习能力

尽管学习能力包括知识获取、消化、转化和利用能力四个不同层面的内容，但知识获取能力作为学习能力的前提和基础，也是最容易进行客观测量的。既往学者多采用学习活动的数量（如活动时间或活动频次）来测量学习能力，参考既往学者研究，并结合相关指标可操作性，利用基层医疗卫生机构学习进修人日数（由机构卫生技术人员总数进行标化）这一指标来测量学习能力。具体指标计算如表 4-10 所示。

表 4-10   动态能力纵向计量指标

指标 （2009—2017 年）	指标计算 （2009—2017 年）	指标含义及与动态能力的关联
慢性病患者规范化管理人数	年末高血压规范管理人数/辖区服务人口数×10000[a]	该指标的变化轨迹能够反映基层医疗卫生机构感知患者需求并对其作出反应的能力。体现环境感知能力
学习进修人日数	（接受继续医学教育人数×25+进修半年以上人数×180）/卫生技术人员数[b]	该指标的变化轨迹能够反映基层医疗卫生机构学习行业知识的情况，体现学习能力

续表

指标 （2009—2017 年）	指标计算 （2009—2017 年）	指标含义及与动态能力的关联
每万人口卫生技术人员数	卫生技术人员总数/辖区服务人口数×10000	该指标的变化轨迹能够反映基层医疗卫生机构吸引、留住人才的能力。从资源获取的角度体现动态能力，动态能力强的机构，该指标的轨迹应该呈上升趋势或高水平稳定趋势
中高级职称人员占比	中高级职称卫生技术人员数/卫生技术人员总数	该指标的变化轨迹能够反映基层医疗卫生机构吸引、留住高端人才的能力，中高级职称人员对基层机构来说是资源基础观所强调的 VRIN 资源，VRIN 资源的获取与占有对机构绩效的影响较为显著
总收入	总收入/在岗职工数	该指标的变化轨迹能够反映基层医疗卫生机构创造及可利用的财务资源是如何变化的。例如，呈增长趋势的机构总收入意味着基层机构能不断创造更好的财务绩效，将更多的财力投入机构的再建设中，从而不断提升机构总体绩效
高值设备数	万元以上设备总数	该指标的变化轨迹能够反映基层医疗卫生机构获取更有价值的物力资源的能力
医护比	护士数/医生数	该指标的变化轨迹能够反映基层医疗卫生机构资源的协调性
人均服务产出	医疗服务量/医疗服务人员数[c]	比较基层医疗卫生机构医疗服务与公共卫生服务人均服务产出的变化轨迹，以综合反映该基层医疗卫生机构在两种服务间分配人力资源的合理性，从资源与服务协调的角度反映动态能力
	公共卫生服务量/公共卫生服务人员数[c]	

注：a. 由于未能获取不同机构服务辖区中各年的高血压患者人数，故采用总服务人口数对该指标进行标化。根据 Circulation 杂志 2018 年发表的文章，基于 2012—2015 年超过 45 万≥18 岁人群的调查，我国高血压患病率为 23.2%。而对本书收集的数据进行初步统计，基层医疗卫生机构每万人高血压规范管理人数（九年平均 485 人）远低于 2320。故以服务人口数标化的指标仍具有机构间可比性，上升趋势为优。

b. 接受继续医学教育人数为年内参加本专业相关的继续医学教育活动且不低于 25 学分的人数；进修半年以上人数为年内进修不少于半年的人数。继续医学教育项目活动的计分方法为：①参加国家级活动经考核合格者，按 3 小时授予 1 学分；②参加省级活动经考核合格，按 6 小时授予 1 学分。由于本书所获指标无法区分国家级活动和省级活动，故均按 1 学分 1 学习人日计算；接受继续医学教育人数和进修半年以上人数均按最低标准参与计算总学习人日数，即 1 接受继续医学教育人数按 25 学习人日计算，1 进修半年以上人数按 180 学习人日计算。

c. 医疗与公共卫生服务量均由标准服务量计算。

3. 整合能力

整合能力是基层医疗卫生机构整合、协调资源与服务的能力。从资源获取、资源协调以及资源与服务协调三个方面设计指标测量整合能力。资源获取包括人力、财力和物力资源的获取，分别用每万人口卫生技术人员数、中高级职称人员占比、总收入（由在岗职工数进行标化）和高值设备数进行测量；资源协调由医护比这一指标进行测量；资源与服务协调则由医疗服务和公共卫生服务间人均服务产出的关系进行测量。具体指标的计算与说明如表4-10所示。

二 动态能力现状

（一）样本选择与数据收集

本书主要关注基层医疗卫生机构的动态能力及其在资源与产出关系间的作用，在样本对象的选择上主要考虑以下几个方面。①机构规模：我国的基层医疗卫生机构包括社区卫生服务中心、社区卫生服务站、乡镇卫生院、村卫生室、门诊部、诊所、卫生所、医务室和护理站。由于动态能力的发展需要一定的资源基础保证，若机构本身资源有限，动态能力这一针对资源调整的概念将无从谈起，故仅选择资源基础相对较多且在我国基层卫生服务体系中占主导地位的社区卫生服务中心和乡镇卫生院作为样本对象。②机构成立年限：根据Teece的研究，动态能力的发展具有一定路径依赖性，即组织既往的经验对其存在影响，故新成立的基层医疗卫生机构对本书的价值较小。参考龙思颖的研究，仅选择成立年限大于3年的社区卫生服务中心和乡镇卫生院。③地域特征：我国幅员辽阔，不同地区的经济发展水平各异，对基层医疗卫生机构的影响也不尽相同。因此，选择我国不同地区的基层医疗卫生机构作为样本对象，使研究更具代表性。④机构被调查者的特征：动态能力是一个组织机构层面的概念，故针对动态能力的调查，被调查者应该对整个机构较为了解，能对机构的行为表现作出相对准确的评价。主要以社区卫生服务中心主任和乡镇卫生院院长作为调查对象。

调查内容主要包括动态能力（问卷调查和纵向计量指标收集两部分）及基层医疗卫生机构基本情况调查。其中纵向计量指标的获取主要依靠收集基层医疗卫生机构依据全国卫生资源与医疗服务调查制度要求上报的年报表，由于2009年我国开展新一轮医改，对基层医疗卫生机构造成重要影响，故年报表的收集时间为 2009—2017 年；少数年报表中无法获取的指标、问卷法测量的动态能力、基层医疗卫生机构基本情况以及当地经济社会发展基本情况的获取则以发放问卷的形式进行调查。调查抽样方法详见第四章第一节。

出于对数据保密性的担忧，湖北 B 市 A 区、河南 B 市 A 区和 B1 县不愿协作提供机构年报表，故最终仅获取 33 个县区机构的年报表资料。将参与问卷调查的机构与最终收集的机构年报表进行合并后，得到 716 家同时拥有问卷调查数据和年报表数据的基层医疗卫生机构。参照张世琪（2012）、廖中举（2015）等学者的做法，对 716 家机构进行筛选，筛除具有以下特征之一的机构：①动态能力调查问卷所有条目答案均相同；②问卷条目缺答数量占比累计大于 10%；③同一条目选择两个及以上答案；④问卷条目的答案呈现一定规律性，如呈"S"形；⑤成立年限小于 4 年；⑥具有报表数据，但缺乏 2017 年报表。具体样本筛选流程如图 4-3 所示。最终，有效样本量为 624。

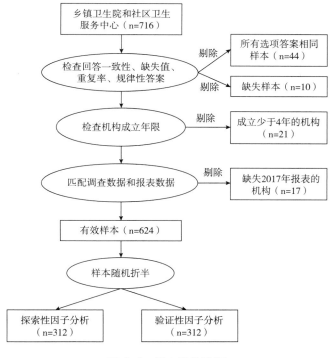

图 4-3 样本筛选流程

（二）问卷测量变量的质量评估

评价基层医疗卫生机构动态能力问卷法测量变量及条目的质量需要考察信度和效度。信度指用同一方法对相同对象进行重复测量产生一致性结果的程度，通常用以反映测量量表的可靠性。效度指观察值之间差异所反映的被测对象间真实差异的程度。效度包括内容效度（评价文献回顾的程度）、收敛效度（同一构面的多重指标彼此间聚合或关联的程度）和区分效度（某一构面区别于其他构面的程度）。

由于动态能力不同构面测量条目的确定基于大量的文献回顾和专家咨询，因此内容效度可以得到较好的保证。对于变量及条目的信度，利用 Cronbach's α 系数结合修正后项目总相关系数（CITC）对基层医疗卫生机构动态能力的测量问卷进行信度检验。对于收敛效度和区分效度，利用探索性和验证性因子分析进行检验。将总体样本（624 个基层医疗卫生机构）随机分为两半，其中 312 个样本用于探索性因子分析、Cronbach's α 系数和 CITC 分析；另外 312 个样本用于验证性因子分析。

探索性因子分析结果提示剔除测量条目 I4，最终共有 3 个特征根大于 1 的公因子，这 3 个因子的累计方差贡献率达到 62.4%。CITC 分析和内部一致性信度检验提示剔除条目 S5，各变量 α 系数均大于 0.8（且剔除 S5 后 α 系数大于原变量 α 系数）。验证性因子分析模型拟合优度满足研究要求，三个变量的 CR 值均大于 0.8，AVE 大于 0.5（仅感知能力的 AVE 略低于 0.5），显示较好的聚合效度。综上可知，问卷测量变量的质量评估结果良好。

（三）纵向指标的变化轨迹分析与评价

1. 指标的变化轨迹分析

利用潜类别增长模型来分别分类描述基层医疗卫生机构 2009—2017 年在各项指标上的变化轨迹。综合考虑①贝叶斯信息准则（Bayesian Information Criteria，BIC）、②轨迹的区分度，以及③不同轨迹类别中样本的分布来确定最佳模型（即轨迹的数量和形状）。由于每万人口高血压规范化管理人数、学习进修人日数（标化）、每万人口卫生技术人员数、总收入（标化）、高值设备数、医护比及人均服务产出呈偏态分布，故将数据进行对数转化后再进行潜类别增长模型分析。

（1）高血压规范化管理人数。比较了 2 类别至 6 类别共 5 个模型，综合考虑上文提到的三个标准，最终选择 5 类别模型为最佳模型。图 4-4 显示了基层医疗卫生机构 2009—2017 年（对数化）每万人口高血压规范化管理人数的变化轨迹。轨迹 1 所代表的 7.1% 的样本机构呈"低起点—快增长"趋势，轨迹 2（21.2%）呈"中起点—S 形变化"趋势，轨迹 3（35.1%）呈"中起点—快增长"趋势，轨迹 4（16.3%）呈"高起点—平稳变化"趋势，轨迹 5（20.3%）呈"高起点—先增长后平稳"趋势。

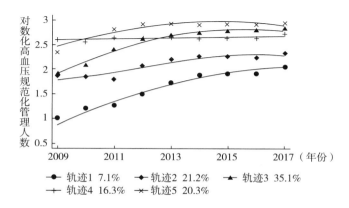

**图 4-4   2009—2017 年基层医疗卫生机构每万人口高血压
规范化管理人数变化轨迹**

尽管描述性分析显示基层医疗卫生机构每万服务人口中高血压规范化管理人数平均值总体呈增长趋势，由 2009 年的 230.37 人增长到 2017 年的 611.81 人，但以我国高血压患病率 23.3% 来看，平均每万服务人口中高血压管理人数应为 2330 人，而图 4-4 中所有轨迹的纵坐标值均低于 3（即 lg1000），表明所有机构每万服务人口中高血压规范化管理人数均低于 1000（即远小于 2330），故基层机构的高血压患者管理工作还远远不够。基于以上分析，可认为该指标变化轨迹呈增长趋势的机构更能感知患者需求，因此动态能力更强；此外，增速相似时，基线水平高的机构动态能力更强。综上，依据轨迹判断机构动态能力强弱的标准为：①增速。首先考量轨迹增长速度，增速快的动态能力更强；②起始值。其次考量轨迹的起始值，增速相似的轨迹，起始值高的动态能力更强。故对轨迹1至轨迹5代表的基层医疗卫生机构动态能力强弱的评价次序由强到弱依次为轨迹3、轨迹1、轨迹5、轨迹2、轨迹4。同理，以下指标轨迹主要依据先考量增速再考量起始值的标准来评价动态能力强弱。

（2）学习进修人日数。图4-5显示了基层医疗卫生机构2009—2017年对数化（用卫生技术人员数进行标化后的）学习进修人日数的变化轨迹。学习能力是动态能力的一个重要维度，对基层医疗卫生机构这一知识密集型组织来说，不断学习是其保持或提升服务绩效的关键因素，因此，以学习进修人日数这一指标的变化来衡量动态能力，同样以先考虑增速（增速较快的动态能力较强）再考虑起始值（增速相似时，起始值较高的动态能力较强）的标准来判断。对轨迹1至轨迹6代表的基层医疗卫生机构动态能力强弱的评价次序由强到弱依次为轨迹6、轨迹4、轨迹3、轨迹5、轨迹2、轨迹1。尽管"S"形轨迹3增长趋势段的增速快于轨迹6和轨迹4，但该轨迹2009—2010年以及2016—2017年均呈明显下降趋势，轨迹整体变化速度波动较大，故可认为轨迹3衡量的动态能力弱于轨迹6和轨迹4。

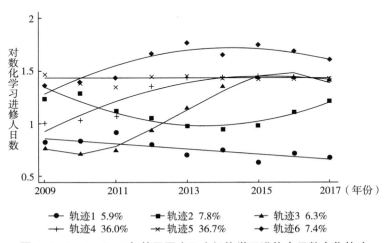

图4-5　2009—2017年基层医疗卫生机构学习进修人日数变化轨迹

（3）每万人口卫生技术人员数。图4-6显示了基层医疗卫生机构

2009—2017 年（对数化）每万人口卫生技术人员数的变化轨迹。每万人口卫生技术人员数的变化趋势衡量了基层医疗卫生机构获取人力资源的能力，增长趋势表明机构能不断获取人力资源，故动态能力越强。依据先考量轨迹增速再考量起始值的标准，对轨迹1至轨迹6代表的基层医疗卫生机构动态能力强弱的评价次序由强到弱依次为轨迹3、轨迹6、轨迹5、轨迹1、轨迹2、轨迹4。

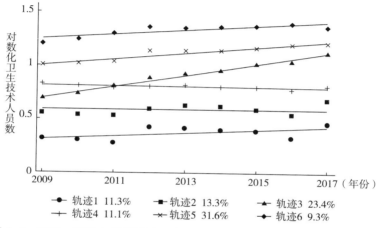

图 4-6　2009—2017 年基层医疗卫生机构每万人口卫生技术人员数变化轨迹

（4）中高级职称卫生技术人员占比。图 4-7 显示了基层医疗卫生机构 2009—2017 年中高级职称卫生技术人员占比的变化轨迹。中高级职称卫生技术人员占比的变化趋势衡量了基层医疗卫生机构获取优质人力资源的能力，增长趋势表明机构能不断获取高端人才，故动态能力越强。尽管轨迹 4 的增速高于轨迹 5，但轨迹 5 的初始值已经较高（75%左右），继续增长的空间不大，故可认为轨迹 5 依然优于轨迹 4。综合考虑：①轨迹增长速度和②轨迹起始值，对轨迹 1 至轨迹 5 代表的基层医疗卫生机构动态能力强弱的评价次序由强到弱依次为轨迹 5、轨迹 4、轨迹 3、轨迹 2、轨迹 1。

（5）总收入。图 4-8 显示了基层医疗卫生机构 2009—2017 年对数化（用在岗职工人数进行标化后的）总收入的变化轨迹。医疗机构总收入的变化趋势反映了基层医疗卫生机构财务资源的变化情况。呈增长趋势的总收入意味着基层机构能不断创造更好的财务绩效，将更多的财力投入机构的再建设中，因此（用在岗职工人数进行标化后的）总收入的水平越高，动态能力越强，指标呈增长趋势，则动态能力越强。故依然依据先考量轨迹增速再考量起始值的标准，对轨迹1至轨迹4代表的基层医疗卫生机构动态能力强弱的评价次序由强到弱依次为轨迹4、轨迹2、轨迹3、轨迹1。

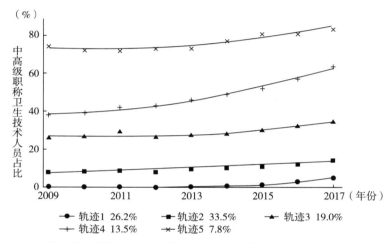

图 4-7 2009—2017 年基层医疗卫生机构中高级职称卫生技术人员占比变化轨迹

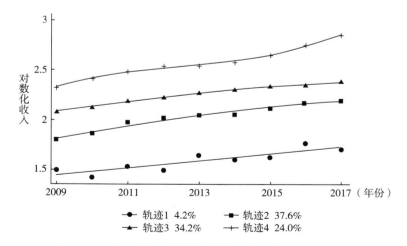

图 4-8 2009—2017 年基层医疗卫生机构总收入变化轨迹

（6）高值设备数。图4-9显示了基层医疗卫生机构2009—2017年（对数化）高值设备数的变化轨迹。基层医疗卫生机构万元以上设备数的变化轨迹反映了机构获取有价值资源的能力，因此，增长趋势的轨迹表示机构的动态能力较强，能不断增加内部物力资源。尽管基层医疗卫生机构医用或后勤设备的新增受政府约束，但政府的决策（即是否批准机构购买设备的申请并拨付补助资金）其实是受基层医疗卫生机构影响的，除政府本身财力外，其决策主要受机构本身对设备的需求程度影响。因此，从某种程度上来说，机构设备数量的增加，是机构自身"挣"来的。依据先考量轨迹增速再考量起始值的标准，对轨迹1至轨迹5代表的基层医疗卫生机构动态能力强弱的评价次序由强到弱依次为轨迹5、轨迹4、轨迹2、轨迹3、轨迹1。尽管"S"形轨迹2在2010—2013年呈快速增长趋势，其增速大于轨迹5和轨迹4，但该轨迹在2013年之后的增速迅速放缓至与轨迹3、轨迹4、轨迹5的增速相似，最终纵坐标值仅追赶上轨迹3，整体来看，轨迹增速波动过大，故可认为该轨迹所衡量的动态能力弱于保持高水平稳定增长的轨迹5和轨迹4，强于轨迹3。

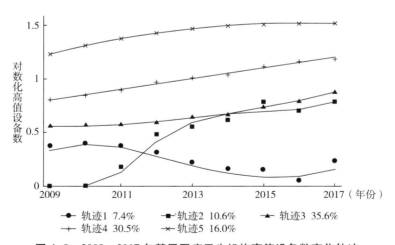

图4-9 2009—2017年基层医疗卫生机构高值设备数变化轨迹

（7）医护比。图4-10显示了基层医疗卫生机构2009—2017年（对数化）护医比的变化轨迹。2017年国家卫计委领导曾在卫计委例行发布会上表示"基层医疗机构的医护比过低",描述性分析结果提示2009—2017年基层医疗卫生机构医护比虽呈上升趋势,但2017年该值仅为0.87。基层医疗卫生机构是一个提供健康促进、预防、医疗和康复等综合服务的机构,人力资源的协调配置是提供优质服务的前提,因此,可认为在合理范围内呈上升趋势的医护比代表该基层医疗卫生机构具有较强的动态能力,且高水平的增长优于低水平的增长。同样依据先考量轨迹增速再考量起始值的标准,对轨迹1至轨迹5代表的基层医疗卫生机构动态能力强弱的评价次序由强到弱依次为轨迹2、轨迹4、轨迹1、轨迹3、轨迹5。对于轨迹5,虽然该轨迹具有最高的起始值,但其变化趋势波动较大,且最终呈下降趋势,故认为其动态能力弱于呈稳定趋势的轨迹3。

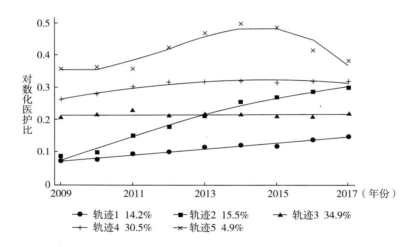

图4-10 2009—2017年基层医疗卫生机构医护比变化轨迹

(8)人均服务产出。由于基层医疗卫生机构的服务划分为医疗服务和公共卫生服务两大类,在机构资源总量一定的前提下,医疗服务与公共卫生服务间的资源配置呈互补关系,故在以人均服务产出变化趋势为指标评价基层医疗卫生机构动态能力时,单方面地看医疗服务人均产出或公共卫生服务人均产出均无法全面评价机构的资源分配是否与服务相协调,因此下面将综合比较医疗服务和公共卫生服务的人均服务产出变化趋势，以判断机构动态能力差异。

第一，医疗服务。图4-11显示了基层医疗卫生机构2009—2017年（对数化）医疗服务人均产出的变化轨迹。由于指标经过了对数转换，单凭对数转换后的数据难以直接判断轨迹优劣，故重新计算不同轨迹类别人均医疗服务产出的平均值以便评价。2017年轨迹1至轨迹4所代表的基层医疗卫生机构人均医疗服务产出的均值依次为997.0、1929.3、3487.1和8627.4单位标准服务量。若以年工作日250天、每天工作8小时计算，轨迹1至轨迹4的人均每小时服务产出分别为0.5、1.0、1.7和4.3单位的标准服务量。打比喻来说，就是轨迹1至轨迹4的人均每小时服务产出分别为0.5、1.0、1.7和4.3诊疗人次。每小时0.5诊疗人次的服务效率较低，其原因主要为医疗服务人员较多；而4.3诊疗人次的工作负荷较大，主要源于医疗服务人员缺乏。轨迹4优于轨迹1，因为在考虑机构资源分配与服务是否协调的时候，医疗服务人员相对产出来说过剩意味着机构未能协调这部分冗余人员去提供公共卫生服务（预设公共卫生服务工作负荷较重，人员不足，下一段讨论公共卫生服务将证实此假设）。简单来说，就是有资源协调而不作为比无资源协调更不可取。总体而言，轨迹1至轨迹4所代表机构的人均医疗服务产出的优劣次序由优至劣依次为轨迹3、轨迹2、轨迹4、轨迹1。

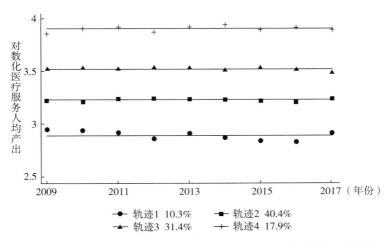

图4-11 2009—2017年基层医疗卫生机构医疗服务人均产出变化轨迹

第二，公共卫生服务。图 4-12 显示了基层医疗卫生机构 2009—2017 年（对数化）公共卫生服务人均产出的变化轨迹。同样，公共卫生服务人均服务产出指标也经过了对数转换，故重新统计不同轨迹类别人均公共卫生服务产出的平均值以便评价。2017 年轨迹 1 至轨迹 5 所代表的基层医疗卫生机构人均公共卫生服务产出的均值依次为 3938.2、9956.4、8574.1、16647.9 和 83630.0 单位标准服务量。同样以年工作日 250 天、每天工作 8 小时计算，轨迹 1 至轨迹 5 的人均每小时服务产出分别为 2.0、5.0、4.3、8.3 和 41.8 单位的标准服务量。打个比喻来说，就是轨迹 1 至轨迹 5 的人均每小时服务产出分别为 2.0、5.0、4.3、8.3 和 41.8 份居民健康档案。每小时完成 5 份居民健康档案的工作负荷已经不小了，超过 5 的人均服务产出意味着机构仅在应付上级强制完成的公共卫生服务工作任务，难以保证服务质量，因此并不是好的现象。尽管轨迹 2 和轨迹 3 后五年的轨迹几乎重合，但轨迹 2 前几年呈快速增长趋势，意味着这些机构服务产出的增速远快于人员增速，即未能分配合适数量的人员来提供服务，故轨迹 3 优于轨迹 2。总体而言，轨迹 1 至轨迹 5 所代表机构的人均医疗服务产出的优劣次序由优至劣依次为轨迹 1、轨迹 3、轨迹 2、轨迹 4、轨迹 5。

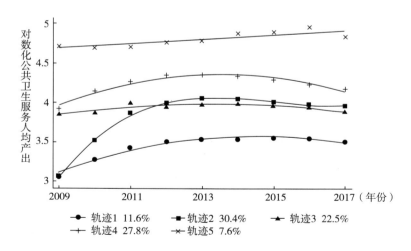

图 4-12　2009—2017 年基层医疗卫生机构公共卫生服务人均产出变化轨迹

第三，综合评价。单看医疗服务人均产出或公共卫生服务人均产出变化趋势的优劣都是有失偏颇的。例如，机构 A 医疗服务人均产出为轨迹 1，公共卫生服务人均产出为轨迹 5；机构 B 医疗服务人均产出为轨迹 4，公共卫生服务人均产出为轨迹 5，尽管两个机构公卫轨迹均为最劣状态——超高工作负荷，但机构 A 的医疗服务人员相对过剩，机构 B 的医疗服务工作负担已经较大，二者资源与服务的协调程度是不一样的。有资源协调而不作为比无资源协调更不可取。因此将医疗服务人均产出的变化轨迹与公共卫生服务人均产出的变化轨迹进行综合评价。采用综合评分法，首先将医疗服务四个轨迹从劣至优分别赋分 1、2、3、4；公共卫生服务五个轨迹从劣至优分别赋分 1、2、3、4、5。然后，运用连乘法计算评价总分，最终得到 12 类机构。这 12 类机构的评价总分、频次、占比和轨迹组合如表 4-11 所示。

表 4-11　医疗和公共卫生服务人均服务产出综合评价结果统计描述

类别	评价总分	频次	百分比（%）	轨迹组合[a]	类别	评价总分	频次	百分比（%）	轨迹组合
1	2	47	9.16	TC1TP4 或 TC4TP5	7	9	86	16.76	TC2TP2
2	3	20	3.90	TC1TP2 或 TC2TP5	8	10	11	2.14	TC4TP1
3	4	42	8.19	TC1TP3 或 TC3TP5 或 TC4TP4	9	12	93	18.13	TC2TP3 或 TC3TP2
4	5	4	0.78	TC1TP1	10	15	13	2.53	TC2TP1
5	6	80	15.59	TC2TP4 或 TC4TP2	11	16	35	6.82	TC3TP3
6	8	56	10.92	TC3TP4 或 TC4TP3	12	20	26	5.07	TC3TP1

注：a. 轨迹组合表示医疗和公共卫生服务人均服务产出变化轨迹的组合，如 TC1TP4 表示医疗服务人均服务产出轨迹 1 和公共卫生服务人均服务产出轨迹 4。

2. 指标的综合评价

由上节潜类别增长模型分析结果可知，样本基层医疗卫生机构在各指标下被分为 4—6 类不等，其中有一半的指标恰好被分成了 5 类，因此，为了与问卷法的评分标准进行统一，接下来将指标法的不同类别也评为差、较差、中等、较好和好五个等级，分别计分 1、2、3、4、5。下文主要描述如何对潜类别增长模型分为 4 类和 6 类的机构进行五等级转化。

（1）学习进修人日数。根据此指标，样本基层医疗卫生机构被分为 6 个不同类别，若要将 6 类别转化为 5 类别，需要合并其中两个类别。在合并过程中，遵循两个原则：①合并形状相似、均值接近的类别；②合并机构占比小的类别。针对学习进修人日数的轨迹图，轨迹 4 和轨迹 6 形状相似、均值接近，且轨迹 6 占比较小，故合并轨迹 4 和轨迹 6。

（2）每万人口卫技人员数。同理，将轨迹 5 和轨迹 6 进行合并。

（3）总收入。依据该指标，基层医疗卫生机构仅被分为 4 个类别。从轨迹图来看，四条轨迹形状相似，但相邻的轨迹 1 与轨迹 3 的均值差异较大，该差异明显大于轨迹 3 与轨迹 2、轨迹 2 与轨迹 4 间的差异，因此将轨迹 1 评价为差，轨迹 3、轨迹 2、轨迹 4 依次为中等、较好和好。

（4）人均服务产出。综合考量医疗和公共卫生服务的人均产出变化轨迹后，将基层机构分为了 12 个类别。由于机构在 12 个类别中的分布不明（无规律可言），可考虑使用百分位数法来划分评价等级，目标为 5 个类别，故以 20% 的间隔进行划分。若合并类别 1、类别 2 占 13.06% 的总样本，若合并类别 1、类别 2、类别 3 则占 21.25% 的样本，面临合并两类占比小于 20% 和合并 3 类大于 20% 的选择时，本书倾向于极限类别（好或差）占比小于 20%，故合并类别 1、类别 2 为"差"。

各指标最终评价结果如表 4-12 所示：

表 4-12　　　　　　　　　指标法各指标的五类别评价结果

指标	好	较好	中等	较差	差
高血压规范化管理人数	轨迹 3	轨迹 1	轨迹 5	轨迹 2	轨迹 4
学习进修人日数	轨迹 6、轨迹 4	轨迹 3	轨迹 5	轨迹 2	轨迹 1
每万人口卫生技术人员数	轨迹 3	轨迹 6、轨迹 5	轨迹 1	轨迹 2	轨迹 4
中高级职称人员占比	轨迹 5	轨迹 4	轨迹 3	轨迹 2	轨迹 1
总收入	轨迹 4	轨迹 2	轨迹 3		轨迹 1
高值设备数	轨迹 5	轨迹 4	轨迹 2	轨迹 3	轨迹 1

指标	好	较好	中等	较差	差
医护比	轨迹 2	轨迹 4	轨迹 1	轨迹 3	轨迹 5
人均服务产出	类别 10、类别 11、类别 12	类别 8、类别 9	类别 6、类别 7	类别 3、类别 4、类别 5	类别 1、类别 2

（四）基层医疗卫生机构动态能力的综合测量

首先，将指标法各指标的五类别评价结果由"差"到"好"，依次赋 1—5 分。然后，采用均值法将指标法（或问卷法）中所有指标（或条目）的均值作为基层医疗卫生机构动态能力的指标法（或问卷法）得分。最后，因指标法和问卷法实为相互补充而非可替代的测量方法，且二者对于动态能力的测量同等重要，因此采用两种方法测量的动态能力得分均值作为最终动态能力测量值。

由于指标法中涉及的指标测量数据基本来自基层医疗卫生机构 2009—2017 年的报表（除中高级职称卫生技术人员和公共卫生服务人员数量来自调查问卷），不同指标的数据存在数量不等的缺失值，因此在 624 个样本中筛选出各指标均不含缺失值的样本，最终确定样本量为 411 家。对 411 家基层医疗卫生机构动态能力及其三个维度的综合测量结果进行描述性统计分析如表 4-13 所示。动态能力的平均综合测量值为 3.60，其三个维度中学习能力的平均综合测量值最高（3.71），整合能力的平均综合测量值最低（3.57）。

表 4-13　　　　　动态能力综合测量结果的描述性分析

测量变量	平均值	标准差	最小值	最大值
动态能力	3.60	0.39	1.83	4.46
动态能力子维度				
感知能力	3.70	0.85	1.10	5.00
学习能力	3.71	0.74	1.08	5.00
整合能力	3.57	0.42	1.90	4.58

进一步对不同机构类型和不同区域基层医疗卫生机构的动态能力和三个子能力维度现状进行比较分析（见表4-14），由结果可知动态能力

在不同机构类型和区域类型的差异不大，总体来看，社区卫生服务中心的感知能力和整合能力略高于乡镇卫生院；东部地区基层机构的动态能力、感知能力、学习能力均高于中西部地区，整合能力仅高于西部地区。

表 4-14　　不同机构和区域类型的基层机构动态能力比较分析

	机构类型		区域类型		
	乡镇卫生院	社区卫生服务中心	东	中	西
动态能力	3.60	3.60	3.63	3.62	3.60
动态能力子维度					
感知能力	3.69	3.71	3.75	3.70	3.70
学习能力	3.71	3.71	3.74	3.44	3.71
整合能力	3.57	3.58	3.59	3.64	3.57

（五）基层医疗卫生机构动态能力的影响因素

既往关于动态能力的研究显示动态能力的影响因素包括个人/团队因素、机构因素和环境因素三方面的内容。个人/团队层面因素主要指机构管理人员或管理团队的经验、领导力与管理认知；机构层面因素主要包括机构既往的经历、组织结构、机构规模与资源等；环境层面的因素则指组织运行的外部环境与条件。我国基层医疗卫生机构受院长个人的管理影响较大，因此仅从院长的社会人口学特征、过往经历和管理工作投入等方面探索基层医疗卫生机构动态能力个人层面的影响因素；机构层面主要研究机构类型和机构规模对动态能力的影响；环境层面则主要从地理位置和经济发展水平上识别基层医疗卫生机构动态能力的差异。

纳入分析的影响因素如表 4-15 所示。

表 4-15　　基层医疗卫生机构动态能力影响因素测量变量与说明

变量	变量说明
个体层面	
年龄	基层医疗卫生机构院长的年龄（岁）

续表

变量	变量说明
性别	基层医疗卫生机构院长的性别 0=男性，1=女性
学历	基层医疗卫生机构院长的学历 0=高中/中专及以下，1=大专，2=本科，3=硕士及以上
曾经工作类型	基层医疗卫生机构院长在出任院长前的工作类型 0=卫生领域外的工作，1=仅从事公共卫生服务相关工作，2=仅从事医疗服务相关工作，3=公共卫生和医疗服务相关工作都从事过
管理年限	基层医疗卫生机构院长从事管理工作（不包括科主任）的年限（年）
现职年限	基层医疗卫生机构院长任现职的年限（年）
管理培训次数	过去三年内，基层医疗卫生机构院长参加基层医疗卫生机构管理培训的次数（次）。基层医疗卫生机构管理培训包括针对管理能力提升的基层医疗卫生机构院长培训及基层卫生政策专题培训
管理工作量占比	基层医疗卫生机构院长根据工作时间自评平均每年参与管理工作的百分比（%）（管理工作以外的时间用于医疗卫生服务提供工作）
机构层面	
机构类型	基层医疗卫生机构的类型 0=社区卫生服务中心，1=乡镇卫生院
机构规模	基层医疗卫生机构的在岗职工数（人）
环境层面	
地理位置	基层医疗卫生机构的地理位置 0=东部，1=中部，2=西部
人均地区生产总值	基层医疗卫生机构所在县或区的人均地区生产总值（万元）

1. 动态能力的影响因素

利用多元线性回归分析动态能力的影响因素，结果如表 4-16 所示。院长学历（大专及本科）在 $p<0.05$ 水平下显著，过去三年院长参加基层医疗卫生机构管理培训次数在 $p<0.1$ 水平下显著，机构规模在 $p<0.01$ 水平下显著。较之于高中/中专及以下学历，院长具有更高学历时，基层医疗卫生机构的动态能力越强（尽管院长具有硕士学历的机构，其动态能力仅在 $p<0.1$ 水平下显著强于院长仅具有高中/中专及以下学历的机构，但其 β 系数在各哑变量中最大）；院长在过去三年间参加基层医疗卫生机构管理培训的次数越多，基层医疗卫生机构的动态能

力越强；此外，基层医疗卫生机构的规模越大，动态能力越强。

表 4-16　　　　基层医疗卫生机构动态能力影响因素的
多元线性回归分析结果

	β 系数	标准误	t 值	p 值	95% 置信区间	
					下限	上限
院长特征						
年龄	0.001	0.004	0.340	0.732	-0.006	0.009
性别（参考值：男性）						
女性	0.021	0.062	0.340	0.737	-0.102	0.143
学历（参考值：高中/中专及以下）						
大专	0.268	0.114	2.350	0.019**	0.044	0.492
本科	0.227	0.113	2.000	0.046**	0.004	0.449
硕士及以上	0.285	0.169	1.680	0.093*	-0.048	0.618
曾经工作类型（参考值：卫生领域外）						
仅公共卫生服务相关	0.057	0.132	0.430	0.669	-0.204	0.317
仅医疗服务相关	0.062	0.121	0.510	0.612	-0.177	0.300
公共卫生和医疗服务相关	-0.008	0.124	-0.070	0.948	-0.253	0.236
管理年限	-0.002	0.004	-0.450	0.650	-0.010	0.006
现职年限	0.003	0.004	0.650	0.514	-0.006	0.011
管理培训次数	0.006	0.003	1.810	0.071*	0.000	0.012
管理工作量占比	-0.001	0.001	-0.810	0.417	-0.003	0.001
机构特征						
机构类型（参考值：中心）						
卫生院	-0.001	0.059	-0.020	0.985	-0.118	0.116
机构规模	0.002	0.001	2.990	0.003***	0.001	0.003
环境特征						
地理位置（参考值：东部）						

续表

	β 系数	标准误	t 值	p 值	95%置信区间	
					下限	上限
中部	−0.099	0.083	−1.190	0.236	−0.263	0.065
西部	−0.002	0.052	−0.050	0.962	−0.104	0.099
人均地区生产总值	−0.007	0.006	−1.250	0.212	−0.018	0.004

注：＊p<0.1，＊＊p<0.05，＊＊＊p<0.01。

2. 动态能力各维度的影响因素

机构类型和地理位置这两个因素对基层医疗卫生机构感知能力有显著影响。中西部地区基层医疗卫生机构感知能力较东部地区弱；乡镇卫生院的感知能力较社区卫生服务中心强。基层医疗卫生机构院长学历、机构规模和地理位置显著影响学习能力。较之于高中/中专及以下学历，基层医疗卫生机构的院长具有大专或本科学历时，其学习能力越强；机构的规模越大，学习能力越强；中部地区基层医疗卫生机构学习能力较东部地区弱，而西部地区的基层医疗卫生机构学习能力则与东部地区无显著差异。基层医疗卫生机构院长的学历和过去三年参加管理培训的次数，以及机构规模显著影响整合能力。较之于高中/中专及以下学历，基层医疗卫生机构的院长具有大专或本科学历时，其整合能力越强；院长参加基层医疗卫生机构管理培训的次数越多，机构整合能力越强；基层医疗卫生机构规模越大，整合能力越强。

三　动态能力的形成机制

动态能力是组织通过调整资源与组织过程来适应环境变化的能力，通过动态能力现状的评价结果可知，对基层医疗卫生机构来说，动态能力不是一个"0"或"1"的概念，因为没有一个机构是不具备动态能力的（即不存在动态能力为"0"的机构）。这是很好理解的，因为任何一个基层医疗卫生机构都能在政策变化时按政策要求做出相应的调整，这是一种行政命令下的被动行为。事实上，根据基层医疗卫生机构的表现，可以将其动态能力做一个分类。与企业动态能力不同的是，对基层医疗卫生机构这类公共组织而言，并不会因为经营不善而"倒闭"，其动态能力可进一步分为主动型和被动型两种，主动型动态能力表现为组织为了自身战略发展，通过内部有效管理自主调整与利用资源以持续提升服务产出、满足辖区居民的基本卫生服务需求，是一种"自下而上"的表现；被动型动态能力则主要是在政府的要求或环境变化下被动地调整与利用资源以应对环境变化，其结果并不一定是持续的服务产出提升，这种动态能力是"自上而下"的。

认识到基层医疗卫生机构动态能力是什么，了解了它的意义，并评价了它的现状以后，有必要进一步搞清楚它是如何形成的。只有明确了动态能力的形成机制，才能有针对性地从影响动态能力的关键因素和重要环节入手去提升基层医疗卫生机构的动态能力。需要特别说明的是，这里想要探明的是主动型动态能力的形成机制，因为研究的目的在于期望"盘活"基层医疗卫生机构，让其从相对消极被动、风险规避的状态转变为更为积极主动、勇于创新的状态。

系统梳理企业及公共组织动态能力的相关研究后发现，影响动态能力形成的前因可以分为组织、个体和环境三个层面的因素。组织层面因素包括组织结构、组织文化、资源、既往经历等；个体层面因素包括人力资本、领导力、管理认知等；环境层面因素则包括组织间结构和外部环境（如动态性、不确定性和竞争强度等）。既往针对基层医疗卫生机构动态能力的实证研究缺乏，尽管企业和公共组织动态能力的前因因素梳理结果对动态能力形成机制的研究具有一定的借鉴意义，但不能直接照搬，故以乡镇卫生院为例，对乡镇卫生院①院长进行半结构式访谈，期望得到以下问题的答案：①影响乡镇卫生院动态能力的前因因素是什么？②这些前因因素如何作用于动态能力？利用主题分析法分析访谈资料，在充分熟悉资料的基础上对资料进行分段编码，然后归纳编码，最终得到 11 个主题：医保政策变化、卫生政策变化、患者动态、自主权、资源、既往经验、组织文化、院长个人特征、领导力、社会网络、政策支持。主题及其编码实例与原始资料摘录如表 4-17 所示。借鉴前期文献梳理结果，将主题进一步归纳分类为环境因素、机构因素和院长因素三个类别。环境因素包括医保政策变化、卫生政策变化和患者动态；机构因素包括自主权、资源、既往经验和组织文化；院长因素则包括院长

---

① 研究选取的乡镇卫生院为服务产出持续提升的具有主动型动态能力的乡镇卫生院。

个人特质、领导力和社会网络。政策支持是由访谈资料分析得到的一个关键主题，该主题尚不能分类到环境、组织和院长因素中的任一类别，因为该主题并不属于动态能力的前因因素，而是前因因素与动态能力关系间的重要调节因素。接下来在阐释乡镇卫生院动态能力形成机制时将详细说明该因素的作用。

表 4-17 主题、编码及原始资料示例

主题	编码示例	原始资料摘录
医保政策变化	补偿政策变化	现在乡镇卫生院对医保资金的依赖是非常大的，如果现在医保不支持了，明显肯定不一样了……过去我们县搞综合支付改革，当时都是按病种付费，报销比例达到90%，没有起付线。现在医保政策调整到全省统一标准，有起付线，报销比例也降低了
卫生政策变化	基层服务能力提升政策	优质服务基层行，要求我们单位创建的是推荐标准。当时优质服务100个条款，我都仔细地看了，88个基本条款，12个推荐条款。我感觉到，我们能按照国家的优质服务基层行的创建标准，我感觉是很好，不要为了创建而创建
患者动态	患者改变就诊选择	老百姓的感觉是我们跟全省对接以后，报销比例明显降低。过去好日子过惯了，差日子就受不了了……老百姓感受到报销比例低，不愿在基层就诊
自主权	用人自主权	内聘人员是我们自主招聘的临聘人员
资源	人力资源	我有医生，医生出去，是下午出去，上午不能出去，病人基本在上午，下午相对少一点，医生可以出去反馈病人体检结果
既往经验	机构自身经验	优质服务基层行推荐标准中，血液透析我们没有。我们基层有需要透析的病人，其实透析操作很难吗？不难，但是我们没有，就缺一点设备，培养一点人员。2017年我们单位，当时政府有要求，早晨6点拉透析病人，一天都是五六个。如果按照优质服务基层行，我真想创建，按照标准来，培养两个人去搞透析。乡里病人少，我买个3台、4台的机子，人家有我即使要3台、2台都行，至少能改善
组织文化	凝聚力	同样在制度的基础上，我多关注文化领域……我们现在单位整个干事创业的凝聚力有了
院长个人特征	性格	我认为是这样，我的观点可能跟他们观点不一样，我越是没钱，我去挣钱，而不是我没钱，我啥不干，我去赚钱。我的思维越是没钱，我得发动单位发展
领导力	变革型领导	我举个最简单例子，我们现在靠卖药挣点钱，等于说给医药公司打工，我说为啥不想发展业务呢，发展业务我们可以给老百姓弄，买药老百姓到大药房买，所以说我说再提高服务，再提高质量。提高服务，人得送去培养……

续表

主题	编码示例	原始资料摘录
社会网络	人情社会跑关系	你现在项目不去跑不中，比如说有一些项目在市里面掌握，市卫健委掌握，这个项目给谁都可以。如果你要有这个消息，你可以去跑跑，把实际情况通报，再通过各种关系或者个人的情感交流，这个项目我可以放到你这来。这是很有可能性的，中国毕竟是个人情社会……
政策支持	—	当时一个政策，叫作协作医疗。啥叫协作医疗？就是说我们可以聘请县级的专家过来做手术，我们通过综合支付，合理合规地给他服务费。比如说我请老师来做阑尾炎，我给他300块钱，可以走农合报账

　　结合资料反复分析、比对，归纳主题间以及主题与动态能力间的潜在作用关系，构建动态能力形成机制模型，见图4-13。模型中包含了动态能力的前因与动态能力两个模块。前因模块由①前因因素及其下位概念（如前因因素自主权及其下位概念用人自主权、财权和物权）；②前因因素与动态能力的关系（如自主权影响机构的整合能力）；③前因因素之间的关系（如卫生政策变化可能影响机构自主权）以及④政策支持对前因因素与整合能力关系的调节作用。动态能力模块中包括了动态能力的三个子维度（即感知能力、学习能力和整合能力）及其相互关系。外部环境的变化会触发机构的感知能力，感知到环境可能带来的机会与威胁并审视自身不足后，机构将进一步去学习应对环境变化所需要的新知识与技能（学习能力发挥作用），学习能力受机构资源与组织文化的影响（例如进修学习需要财力资源与人力资源的支持，良好的组织文化有利于机构内部知识的分享），在感知环境变化并学习新知识与技能后，机构需要整合能力来获取新资源、将外部获取的资源和知识与内部已有资源和知识整合、调整服务过程以规避/抓住环境变化带来的威胁/机会。整合能力是真正落脚到"变化"，需要调整组织资源与过程的能力，因此需要机构具有适当的自主权来实现变革；此外，组织资源（尤其是冗余资源）为机构变革提供"原材料"，如果一个机构原本的资源总量就很少，或者原本就没有多余可调用的资源，那么机构变革将难以实现；既往经验能够指导机构变革的具体实施；同时，良好的组织文化会让变革更容易实现；院长领导力是推动机构变革的关键因

素。值得注意的是，对于基层医疗卫生机构这类公共组织而言，政策支持与否以及政策支持的力度对整合能力的形成与发挥具有调节作用。例如，某乡镇卫生院在县里协作医疗政策的支持下，能够聘请外部专家前来开展手术服务，并通过配套医保支付政策支付专家服务费用，但后来县里协作医疗政策取消了，失去政策支持后，机构这种通过获取利用外部资源来提供的服务就无法继续开展。

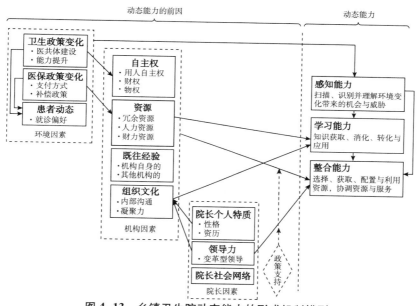

图 4-13 乡镇卫生院动态能力的形成机制模型

注：‹·›·· ➝ 表示调节作用。

第三节 打开资源投入到服务产出的"黑箱"

一 资源、动态能力和服务产出关系的理论推演与假设构建

（一）资源与动态能力的关系

动态能力的开发、维持和使用是高度资源依赖的活动。动态能力概

---

① 协作医疗是该县为充分发挥县域内各级医疗服务机构的作用、促进各层次医疗服务机构和人员的纵向协作，通过制定单病种协作服务路径，分级诊疗、分段服务，开展对某特定患者群体的医疗协作服务或共同管理服务。

念的提出者 Teece 经典的 3P 观点认为动态能力内嵌于机构的组织和管理过程（Processes）中，这些组织过程由机构独特的位势（Position）和演化路径（Path）所塑造。位势是指机构当前所拥有的独特资产，包括技术资产、补充性资产（指生产和提供新产品或服务所需的相关资产）、财务资产、声誉资产、机构资产（指正式和非正式的组织结构及组织外部关系）、市场资产等。与 Teece 等学者最为经典的动态能力论观点一致，许多学者在研究动态能力的开发时都关注于对组织现有资源的研究，并证实组织资源是动态能力的前因因素。既往企业或公共组织动态能力相关研究均显示资源相对充足的组织更容易开发并维持动态能力，以计划、执行与保持组织变革。第二节影响因素分析的结果也已证实机构规模对动态能力具有正向影响作用，机构规模越大的基层医疗卫生机构往往资源越丰富。

目前，许多不同类型的资源被证实为动态能力的驱动因素，例如财力资源、人力资源、技术资源、关系资源和闲置资源。由于既往文献中所指的技术资源实为组织机构的技术能力，即生产某一产品或提供某一服务的组织惯例，组织的相关物资资产、知识与技能均内嵌于该组织惯例中，因此该概念实为"组织惯例"而非本书所谈的"资源"，故不纳入研究。此外，本书主要探讨动态能力在资源到服务产出形成路径中的中介作用，故所考量的资源均应对服务产出具有直接正向影响作用，虽有证据显示闲置资源对动态能力具有正向影响作用，但目前尚无充分证据证明闲置资源对服务产出的正向影响，故闲置资源亦不纳入研究。综上，这里主要考量人力资源、财力资源和关系资源与动态能力的关系。

1. 财力资源与动态能力的关系

动态能力关注变化问题，它始于环境变化，体现于组织过程与惯例的变化，目的在于适应环境变化。动态能力由①感知能力（即扫描、识别并理解环境变化所带来的机会与威胁的能力）；②学习能力（知识获取、消化、转化和利用的能力）；③整合能力（整合、协调资源与服务的能力）构成。这些能力的开发与利用并非一蹴而就，而是需要投入一定的时间与经济成本来完成的。March 认为，执行既往经验与探索新路径（exploitation and exploration）对于机构发展组织学习和创造组织绩效至关重要，动态能力理论同样认为保持探索与执行的平衡对于部署、开发甚至改变组织过程与惯例有必要性。在动态变化的环境中，拥有更多财力资源的机构更容易在探索组织发展新路径与寻求新旧路径平衡点上进行投资，通过感知环境变化带来的机会与威胁并渐进式地更新强化组织资源与过程惯例去不断适应环境变化，从而保持并促进组织（绩效）结果。

基层医疗卫生机构处于居民健康需求变化、患者流向变化、卫生政策变化、卫生服务成本增长的环境中，需要了解环境变化对自身的影响，并强化存量资源、优化资源配置与服务流程（开发与维持动态能力），以适应快变环境。然而，无论是感知环境变化，"强存量"，"提增量"，还是优化服务过程都具有经济成本，需要充足的财力资源作为经济基础保障。例如，拥有较多财力资源的基层医疗卫生机构，更可能开展患者调查、专家咨询等活动来明确居民对本机构的期望与要求。同理，机构学习能力的形成，包括进修学习、专家聘请培训等知识获取和开展新服务项目等知识利用内容，也具有直接或间接经济成本，拥有更多财力资源的机构自然更可能具备较高的学习能力。基层医疗卫生机构的整合能力涉及获取、分配和组合不同来源、结构和内容的资源，以及协调资源和服务的内容，经济基础较强的机构更易于获取外部资源（例如聘用社工来辅助服务或提供一些补充性服务，如药品配送）并优化资源结构。基于上述推演提出以下假设：

H1a. 基层医疗卫生机构的财力资源正向影响感知能力。

H1b. 基层医疗卫生机构的财力资源正向影响学习能力。

H1c. 基层医疗卫生机构的财力资源正向影响整合能力。

2. 人力资源与动态能力的关系

对于服务型企业或公共组织来说，一定数量和质量的人力资源作为组织资源中最为关键的一类资源，是保障组织开展各类服务过程与活动的根本。动态变化的环境中，组织通常需要审时度势地灵活调配、组合和利用人力资源以完成有别于以往的服务供给过程。正所谓"巧妇难为无米之炊"，如果没有充足的人力资源，组织也就缺乏形成动态能力的基本"原料"。Ridder 等学者在引入动态能力理论来研究德国公立医院中不同科室实施疾病诊断分组（diagnosis-related groups，DRGs）的过程，并试图解释不同科室实施效果的差异时发现，科室具有充足的人

力资源是成功实施 DRGs 的关键因素，那些成功的科室均针对实施
DRGs 这一新任务对科室成员的工作任务进行了重新调整与安排，如减
少两名医生的临床工作让其负责 DRGs 的实施等。因此，更多的人力资
源有助于组织发展动态能力。

　　近年来，我国基层医疗卫生机构面临的政府和居民提出的卫生服务
供给要求越来越高。基本公共卫生服务项目由 2009 年以前的 6 项增加
到 2017 年的 14 项，大大增加了基层医疗卫生机构的工作量；互联网技
术的应用也极大地拓展了基层医疗卫生机构的服务内容，许多基层医疗
卫生机构开始提供远程医疗、在线支付等服务。在此背景下，拥有更多
人力资源的机构往往能够安排人员来承担政府要求的新服务项目（如
公共卫生服务），也能够组建多学科团队（如家庭医生团队）来为服务
辖区居民提供全面的初级卫生保健服务。因此，提出以下假设：

　　H2c. 基层医疗卫生机构的人力资源正向影响整合能力。

　3. 关系资源与动态能力的关系

　　组织的外部关系是指与其他组织的联系（connection）。两种常见的
外部关系类型为联盟（alliances）和网络（networks）。联盟指两个或多
个组织间为实现共赢目标而构建的紧密合作关系；网络指将一群独立组
织联系起来的关系集合。关系资源是通过外部关系活动创造的资源。与
供应商、客户甚至具有竞争关系的相关组织建立联系有助于组织更好地
理解各利益相关方的需求、分析自身与各利益相关方的角色定位、认识
自身所处的发展环境、提高组织的危机意识。建立外部联系的形式可以
多样，包括正式联盟、非正式的人际关系等。关系资源有利于知识获
取，尤其是在动态变化的环境中。关系资源包括关系伙伴间的信任、透
明度（即关系伙伴间的开放程度）以及交互过程。研究表明与外部组
织机构建立关系能够为组织创造学习机会并有利于将外部获取的知识与
已有知识整合，组织关系中的交互越多，组织越可能获取外部知识。强
伙伴关系通常能够促进合作伙伴间的深入交互，并因此促进伙伴间的知
识分享、传递与转化。此外，组织外部关系的建立还有利于组织提高外
部资源可及性，为组织带来外部资源，例如物质资源、信息资源、财务
资源的获取。社会支持以及其他外部关系可及性的提高均被认为或证实
受外部关系影响。外部关系还能提升组织灵活度。

当前，我国基层医疗卫生机构最重要的外部关系来自与上级医院构建的联盟。与上级医院的联盟关系有助于增加基层医疗卫生机构对医院的了解，对比分析自身的不足，识别并理解医院给自身带来的机会与威胁，并利用联盟关系强化自身能力。当前我国基层医疗卫生机构普遍存在（优质）资源短缺、患者不信任的问题，与上级医院的联盟关系不仅能为基层医疗卫生机构创造更多学习交流、知识分享的机会（如通过基层医生到联盟医院进修学习，上级医院卫生技术或管理人员到基层机构开展讲座、培训活动等），还能带来外部资源（如上级医院下派医生到基层机构坐诊、远程医疗、共享检查检验设备等）。更多的资源有利于基层医疗卫生机构优化资源结构与资源配置，实现资源与组织过程的有效及高效整合与协调。在上述理论推演的基础上提出以下假设：

H3a. 基层医疗卫生机构的关系资源正向影响感知能力。

H3b. 基层医疗卫生机构的关系资源正向影响学习能力。

H3c. 基层医疗卫生机构的关系资源正向影响整合能力。

（二）动态能力与服务产出的关系

自动态能力的概念提出以来，学界广泛认为并证实了动态能力正向影响组织绩效。在动态变化的环境中，动态能力使组织能够感知环境变化并相应地更新自身资源或运作过程，因此，拥有更强动态能力的组织更容易在变化环境中获取更好的绩效。然而，动态能力的作用结果并不仅是且不总是组织绩效。根据一些学者的建议，应该选择一个与研究主题和能力相关的结果变量，而非总是将宽泛的组织绩效作为结局。一些针对医疗卫生机构的动态能力研究，甚至将减少医疗事故、成功实施卫生信息技术或服务效率作为动态能力的结果。

基于以上研究观点，动态能力（包括感知、学习和整合能力）可能正向影响基层医疗卫生机构的服务产出（即服务量）。尽管中国政府为加强基层医疗卫生服务体系大幅加大了财政投入，在居民自由择医的背景下，基层医疗卫生机构的总诊疗量依然不尽如人意。因此，可以假设拥有更强动态能力的基层医疗卫生机构更能够感知新医改给自身带来的机会与威胁，持续学习以更新知识储备并更好地利用现有资源来满足居民健康需求、吸引更多患者下沉，从而实现更高的服务产出。

1. 感知能力与服务产出的关系

我国基层医疗卫生机构一直处于动态变化的环境中，2009 年新医改以来其面临的外部环境变化包括政府的建设投入加大、对基层机构服务提供的要求提高，患者需求的结构和水平变化，大量医院扩张抢占医疗资源与诱导患者需求，互联网技术（如移动支付）在基层卫生服务供给中的应用等。扫描外部环境是组织变革和战略适应的基础，具有一定感知能力的基层医疗卫生机构能通过环境扫描去识别并理解上述环境变化给自身带来的机会与威胁，并在此基础上对组织资源与过程作出相应变革，通过优化服务提供赢得患者信任，改善服务结果。Rajendra 等学者通过对一家家庭卫生服务提供机构的 10 年案例研究发现，利用远程监测系统来感知患者需求，针对患者需求提供个性化的服务（如针对那些确实需要面对面护理服务的患者，动态分配临床护士为其提供上门服务）有助于提高服务效率与质量，及适应外部环境的变化（医保降低报销比例、政府提高服务供给要求等）。笔者在调研过程中也发现，在当前多数基层医疗卫生机构将基本公共卫生服务当作完成政府要求的工作任务的情况下，一家既往业绩平平的乡镇卫生院在新院长的领导下，充分做实公共卫生服务，通过居民调查了解服务辖区范围内慢性病患者需求、深入社区进行健康宣传教育等方式加强与居民的联系，让居民切实感受到该机构是其健康的"守护者"，该机构的服务产出也逐年提升。因此，提出如下假设：

H4a. 基层医疗卫生机构的感知能力正向影响服务产出。

2. 学习能力与服务产出的关系

学习能力包括知识获取、转化、消化和利用四个部分。基层医疗卫生机构知识的获取来源于内外两个部分，学习能力强的机构会设置相关制度鼓励组织内部的教育培训与知识分享活动，同时支持员工通过进修学习等方式获取组织外部的知识；机构通过消化、理解学习到的新信息或新知识，并将其融入服务过程中以改善日常服务提供的方式与水平，甚至能利用学习到的新知识开展新服务项目。基层医疗卫生机构面对环境变化不断对自身提出的新要求，通过持续学习来积累知识、技能与技术，提高机构执行各类服务活动的水平以实现政府要求、满足患者需求。学习能力强的基层医疗卫生机构更具活力，能通过不断重复和复习的学习过程让机构的运行更加高效，从而使机构向良性方向发展。因此，提出如下假设：

H4b. 基层医疗卫生机构学习能力正向影响服务产出。

3. 整合能力与服务产出的关系

整合能力对组织的发展至关重要。具有整合能力的组织能更新修改现有的资源基础、协调资源与组织过程来适应新的环境。缺乏足够的整合能力，组织甚至难以应对即便看起来微小的变化。整合能力强的基层医疗卫生机构更能够获取不同来源、层次、结构和内容的资源，并将其灵活、适当地分配和组合以匹配不同服务过程。基层医疗卫生机构在有限的规模下承担着健康促进、疾病预防、疾病治疗和康复服务等全面系统的初级卫生保健服务工作，能实现资源和服务以及不同服务内容之间的整合与协调直接影响服务的有效供给。当前医联体（包括医联体、医共体、专科联盟和远程医疗协作）建设是近年来我国卫生服务体系最为重要的改革内容之一，也是与基层医疗卫生机构能力提升息息相关的话题。以医联体为例，整合能力强的基层医疗卫生机构能更充分地利用上级医疗机构带来的额外资源，对机构现有资源分配和服务供给模式进行调整。如有些机构积极组织医护人员与上级医院下派的医生组建全科医生团队，并通过与患者建立微信群及上门服务等方式优化服务提供方式，提高服务质量，从而提升自身的影响力。因此，提出如下假设：

H4c. 基层医疗卫生机构整合能力正向影响服务产出。

（三）感知能力、学习能力和整合能力间的关系

动态能力始于外部环境的变化，其发展源于对环境变化的识别，即感知能力。基层医疗卫生机构的感知能力是扫描、识别并理解环境变化所带来的机会与威胁的能力，一旦机构认识到外部的机会或威胁，便需要对现有的组织过程（即服务供给过程，可能包括服务内容、服务方式和服务流程）做适当优化调整以抓住机会可能给机构带来的发展或规避威胁对机构造成的负面影响。旧有知识对组织过程的调整与改变并不足够，基层医疗卫生机构需要通过学习新的知识与技能来实现改变。感知能力和学习能力是两种不同的能力，前者关注外部信息的获取，后者聚焦于利用外部信息创造新信息（或知识），而前者是后者的基础。此外，为及时抓住机会、规避威胁而优化调整组织过程不仅需要新信

息、知识与技能，还可能需要新的资源并涉及新旧资源的整合以及资源与服务的协调。因此，基层医疗卫生机构若想要在动态变化的环境中保持甚至提升服务结果，对外部环境变化的感知不仅会触发机构的学习过程，还会触发机构资源与服务的协调和整合。

组织通过学习过程创造的新知识与技能往往为组织中的个体所拥有，因此对于组织机构这一整体的发展而言，个体层面的知识还需要聚集到组织层面。基层医疗卫生机构提供从健康促进、疾病预防与诊断治疗等一系列关注于居民健康—疾病连续体的服务，这些服务供给过程并非相互独立，也不只是依赖于机构中的独立个体，不同服务供给主体之间相互交流与协作必不可少，因此基层医疗卫生机构中个体所获取的新知识与新技能需要进行整合与协调才能优化完善服务供给过程，满足居民基本卫生服务需求，促进服务结果。

基于以上论述，提出以下研究假设：

H5a. 基层医疗卫生机构的感知能力正向影响学习能力。

H5b. 基层医疗卫生机构的感知能力正向影响整合能力。

H5c. 基层医疗卫生机构的学习能力正向影响整合能力。

（四）资源与服务产出的关系

根据既往动态能力相关研究结果，并结合基层医疗卫生机构实际情况，可认为基层医疗卫生机构的财力资源、人力资源和关系资源是动态能力前因因素，一方面，这三类资源通过动态能力间接影响服务结果，另一方面，这三类资源与服务结果也有直接作用关系。人力、物力、财力等基础资源是基层医疗卫生机构开展服务的基本保障，具有更多财力和人力资源的机构自然能够提供更多服务，实现更多服务量供给。关系资源不仅能给组织带来有形的外部资源，还能带来知识、信息和声誉等无形资源，这些无形资源往往对组织的长远发展更为有利。同样，对当前普遍缺乏患者信任的基层医疗卫生机构来说，关系资源能够为其提供改善服务提高声誉的契机，甚至有助于其吸引更多患者。因此，关系资源也能够直接影响基层医疗卫生机构的服务产出。综上，提出以下假设：

H6a. 基层医疗卫生机构的财力资源正向影响服务产出。

H6b. 基层医疗卫生机构的人力资源正向影响服务产出。

H6c. 基层医疗卫生机构的关系资源正向影响服务产出。

（五）假设汇总与模型构建

基于前文的理论分析和逻辑推理，共提出了 16 个研究假设。将研究假设汇总于图 4-14。

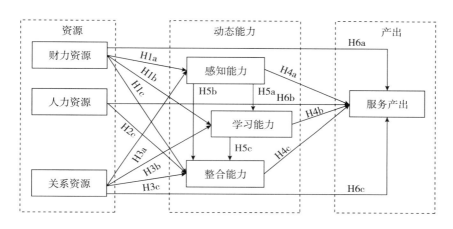

图 4-14 资源、动态能力和服务产出三者关系的假设模型

二 动态能力在资源与服务产出关系间的中介作用

（一）变量测量与数据收集

1. 资源

基层医疗卫生机构资源的测量主要涉及财力资源、人力资源和关系资源的测量。基层医疗卫生机构的财力资源主要用于开展各项组织运营活动，包括购买药品、材料、设备，支付人员经费等，其来源主要包括提供医疗卫生服务和财政补助。利用基层医疗卫生机构的总收入来测量其财力资源。由于研究主要涉及基层医疗卫生机构人力资源与服务关系，所以用与服务供给直接相关的卫生技术人员数量来测量人力资源。近年来，对我国基层医疗卫生机构来说，医联体是其最重要也是对其服务提供影响较大的外部关系形式，因此采用基层医疗卫生机构参与的医联体中上级医院卫生技术人员（包括医生、护士和医技人员）到该机构进行技术帮扶的总人日数来测量关系资源。

2. 动态能力

基层医疗卫生机构动态能力包括感知能力、学习能力和整合能力。

动态能力三个维度的测量均采用问卷法和指标法综合评价的结果。

3. 服务产出

基层医疗卫生机构提供的服务包括医疗服务和公共卫生服务两类。由于医疗服务产出差强人意是近年来我国卫生服务体系中较为突出的问题，且较之于受政府政策要求约束较大的公共卫生服务产出而言，医疗服务产出更容易受基层医疗卫生机构动态能力的影响，故这里服务产出指医疗服务产出。医疗服务产出由总诊疗人次所测量的门（急）诊服务产出和由出院患者占用总床日数所测量的住院服务产出按照标准服务量进行加总计算。标准服务量的设定参照 WHO 的标准，将一个诊疗人次的标准服务量记为 1，一个住院床日的标准服务量记为 3。故基层医疗卫生机构医疗服务产出为总诊疗人次数与三倍出院患者占用总床日数之和。

资源和服务产出的数据收集来源为 2017 年基层医疗卫生机构依据全国卫生资源与医疗服务调查制度要求上报的年报表。

（二）假设模型的检验

1. 初始模型构建

基于上节所建立的资源、动态能力和服务产出关系的假设模型，设置初始路径分析模型，如图 4-15 所示。该模型共有 3 个外生变量，分别为财力资源、人力资源和关系资源；4 个内生变量，分别为动态能力的三个维度（感知能力、学习能力和整合能力）及服务产出。

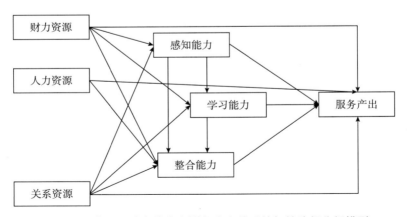

图 4-15　资源、动态能力和服务产出关系的初始路径分析模型

2. 模型初步拟合与修正

使用 Amos 21.0 软件对上述模型进行分析，将财力资源、人力资源、关系资源和服务产出进行对数化处理后再将数据导入软件进行拟合，模型整体的拟合优度指标如表 4-18 所示。原模型的拟合结果不好，因此考虑软件输出的修正指标，综合考虑理论基础和修正指标对模型进行修正。从具有理论意义的最大修正指标开始，一次仅作一项修正，然后再检查修正模型的拟合优度指标，如此反复直至模型拟合良好。最终，经过 3 轮修正，依次将①财力资源和人力资源间的协方差由固定参数改为自由参数；②财力资源和关系资源间的协方差由固定参数改为自由参数；③人力资源到感知能力的路径建立后，模型拟合优度指标显示模型拟合良好，其中 χ^2/df 小于 3，RMSEA 小于 0.8，GFI、AGFI、NFI、IFI 和 CFI 均大于 0.9。

表 4-18 资源、动态能力和服务产出关系模型拟合优度指标

	χ^2/df	RMSEA	GFI	AGFI	NFI	IFI	CFI
原模型	57.019	0.370	0.868	0.263	0.646	0.650	0.643
修正模型	2.855	0.067	0.996	0.945	0.993	0.995	0.995

修正模型的拟合结果如表 4-19 所示。根据该结果，变量之间共有 9 条路径在 p<0.05 的水平下是显著的，1 条路径在 p<0.1 的水平下是显著的，7 条路径的 p 值大于 0.1，因而不显著即未通过假设检验。接下来，通过调整这些未通过假设检验的路径来形成最终的资源、动态能力和服务产出关系模型。根据既往学者的观点，在调整模型时，依然每次只调整一个参数，因此，这里逐步调整这些未通过假设检验的路径。

表 4-19 资源、动态能力和服务产出关系的初始修正模型拟合结果

	路径系数	标准化路径系数	临界比值	p 值
感知能力 <---财力资源	-0.206	-0.078	-1.169	0.242
学习能力 <---财力资源	0.243	0.105	2.129	0.033
整合能力 <---财力资源	0.019	0.015	0.235	0.815
感知能力 <---人力资源	0.516	0.216	3.302	<0.001

续表

	路径系数	标准化路径系数	临界比值	p 值
整合能力 <---人力资源	0.043	0.037	0.589	0.556
感知能力 <---关系资源	−0.040	−0.037	−0.740	0.459
学习能力 <---关系资源	0.056	0.059	1.194	0.233
整合能力 <---关系资源	0.046	0.085	1.810	0.070
服务产出 <---财力资源	0.772	0.703	17.247	<0.001
服务产出 <---人力资源	0.100	0.101	2.498	0.012
服务产出 <---关系资源	0.035	0.078	2.540	0.011
服务产出 <---感知能力	−0.019	−0.046	−1.476	0.140
服务产出 <---学习能力	<0.001	−0.001	−0.019	0.985
服务产出 <---整合能力	0.073	0.088	2.729	0.006
学习能力 <---感知能力	0.142	0.162	3.339	<0.001
整合能力 <---感知能力	0.087	0.175	3.728	<0.001
整合能力 <---学习能力	0.168	0.296	6.367	<0.001

3. 模型调整与确定

对未通过假设检验路径的临界比值进行比较后发现，"学习能力---->服务产出"路径临界比值的绝对值最小，显著水平最低，故考虑最先删除此条路径。在 Amos 21.0 软件中对新模型进行重新拟合，结果显示删除"学习能力---->服务产出"路径后模型整体拟合未发生明显变化，各拟合指标均提示模型拟合较好，且各路径的显著性（显著或不显著）没有变化。此时模型的拟合结果如表 4-20 所示，依然存在6 条路径未通过假设检验。

表 4-20　　资源、动态能力和服务产出关系的调整模型拟合结果

	路径系数	标准化路径系数	临界比值	p 值
感知能力 <---财力资源	−0.206	−0.078	−1.169	0.242
学习能力 <---财力资源	0.243	0.105	2.129	0.033
整合能力 <---财力资源	0.019	0.015	0.235	0.815
感知能力 <---人力资源	0.516	0.216	3.302	<0.001
整合能力 <---人力资源	0.043	0.037	0.589	0.556

续表

	路径系数	标准化路径系数	临界比值	p 值
感知能力 <---关系资源	-0.040	-0.037	-0.740	0.459
学习能力 <---关系资源	0.056	0.059	1.194	0.233
整合能力 <---关系资源	0.046	0.085	1.810	0.070
服务产出 <---财力资源	0.772	0.703	17.288	<0.001
服务产出 <---人力资源	0.100	0.101	2.500	0.012
服务产出 <---关系资源	0.035	0.078	2.541	0.011
服务产出 <---感知能力	-0.019	-0.046	-1.485	0.137
服务产出 <---整合能力	0.073	0.087	2.855	0.004
学习能力 <---感知能力	0.142	0.162	3.339	<0.001
整合能力 <---感知能力	0.087	0.175	3.728	<0.001
整合能力 <---学习能力	0.168	0.296	6.367	<0.001

注：χ^2/df：1.904，RMSEA：0.047，GFI：0.996，AGFI：0.963，NFI：0.993，IFI：0.997，CFI：0.997。

因此继续比较余下 6 条未通过假设检验的路径的临界比值，将临界比值绝对值最小的"财力资源--->整合能力"路径删除后，导入数据对新模型重新进行拟合，调整后模型整体拟合结果依然未发生明显变化，且各路径的显著性（显著或不显著）也没有变化。此时模型中仍有 5 条路径不显著，比较临界比值绝对值后再删除"关系资源--->感知能力"路径，继续重新拟合模型。依照以上步骤重复多次后，依次删除"人力资源--->整合能力"、"关系资源--->学习能力"、"财力资源--->感知能力"和"感知能力--->服务产出"路径后，最终模型中各路径系数均显著（p 值均小于 0.05）。最终结果如表 4-21 所示。

表 4-21　资源、动态能力和服务产出关系的最终模型拟合结果

	路径系数	标准化路径系数	临界比值	p 值
学习能力 <---财力资源	0.276	0.119	2.449	0.014
感知能力 <---人力资源	0.382	0.160	3.291	<0.001
整合能力 <---关系资源	0.050	0.092	2.022	0.043
服务产出 <---财力资源	0.777	0.708	17.375	<0.001

续表

	路径系数	标准化路径系数	临界比值	p 值
服务产出 <--- 人力资源	0.091	0.092	2.293	0.022
服务产出 <--- 关系资源	0.037	0.081	2.625	0.009
服务产出 <--- 整合能力	0.065	0.077	2.587	0.010
学习能力 <--- 感知能力	0.139	0.159	3.263	0.001
整合能力 <--- 感知能力	0.090	0.181	3.921	<0.001
整合能力 <--- 学习能力	0.169	0.298	6.457	<0.001

注：χ^2/df：1.426，RMSEA：0.032，GFI：0.991，AGFI：0.973，NFI：0.984，IFI：0.995，CFI：0.995。

将标准化路径系数绘制于资源、动态能力和服务产出关系的最终模型中，如图 4-16 所示。

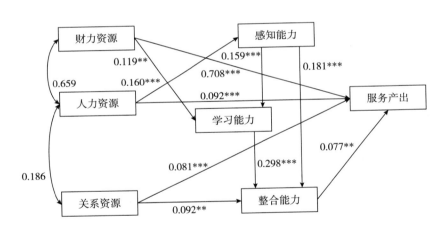

图 4-16 资源、动态能力和服务产出关系的最终模型

4. 路径模型效应分析

根据资源、动态能力和服务产出关系的最终模型所确定的路径和标准化路径系数，作资源到服务产出的路径模型效应分析，结果如表 4-22 所示。可见，基层医疗卫生机构财力资源、人力资源和关系资源分别都对服务产出具有直接和间接效应。财力资源的直接效应最大（0.708），人力资源和关系资源的直接效应较小（分别为 0.092 和

0.081)。三类资源通过动态能力间接作用于服务产出的效应相对较小，关系资源的间接效应强度（即间接效应占总效应百分比）最大（8.04%）。

表 4-22　　基层医疗卫生机构资源到服务产出的路径模型效应分析

资源	直接效应	间接效应	间接效应强度（%）
财力资源	0.708 财力—>产出	0.0027 财力—>学习—>整合—>产出	0.38
人力资源	0.092 人力—>产出	0.0028 人力—>感知—>整合—>产出 人力—>感知—>学习—>整合—>产出	2.97
关系资源	0.081 关系—>产出	0.0071 关系—>整合—>产出	8.04

（三）研究假设验证情况汇总

根据数据分析结果汇总假设检验情况如表4-23所示。在全部17个研究假设中，10个研究假设获得数据支持。

表 4-23　　　　　　　　　假设检验汇总

编号	假设内容	检验结果
H1a	基层医疗卫生机构的财力资源正向影响感知能力	不支持
H1b	基层医疗卫生机构的财力资源正向影响学习能力	支持
H1c	基层医疗卫生机构的财力资源正向影响整合能力	不支持
H2a	基层医疗卫生机构的人力资源正向影响感知能力	新发现
H2c	基层医疗卫生机构的人力资源正向影响整合能力	不支持
H3a	基层医疗卫生机构的关系资源正向影响感知能力	不支持
H3b	基层医疗卫生机构的关系资源正向影响学习能力	不支持
H3c	基层医疗卫生机构的关系资源正向影响整合能力	支持
H4a	基层医疗卫生机构的感知能力正向影响服务产出	不支持
H4b	基层医疗卫生机构的学习能力正向影响服务产出	不支持
H4c	基层医疗卫生机构的整合能力正向影响服务产出	支持
H5a	基层医疗卫生机构的感知能力正向影响学习能力	支持
H5b	基层医疗卫生机构的感知能力正向影响整合能力	支持

编号	假设内容	检验结果
H5c	基层医疗卫生机构的学习能力正向影响整合能力	支持
H6a	基层医疗卫生机构的财力资源正向影响服务产出	支持
H6b	基层医疗卫生机构的人力资源正向影响服务产出	支持
H6c	基层医疗卫生机构的关系资源正向影响服务产出	支持

（四）启示建议

1. 推广动态能力理论在我国基层医疗卫生机构能力研究中的应用

动态能力这一概念起源于战略管理研究领域，多应用于企业管理的研究中。近年来，越来越多的学者将动态能力理论引入公共组织的研究中，尽管与私营企业存在诸多差异，但公共组织同样面临动态变化的环境，需要作出战略调整以适应环境变化、持续提升组织绩效。然而，动态能力在我国卫生服务机构能力研究中的应用寥寥无几，既往关于我国卫生服务机构能力的研究聚焦于资源基础能力，强调静态资源的不足对功能发挥的影响，尤其是在基层医疗卫生机构的研究中，学者们普遍认为当前基层医疗卫生机构存在人力资源数量不足、分布不均、"难引进""留不住"等问题，但这些问题在短期内难以有效解决。在此背景下，重新审视能力的动态性内涵，或许对基层医疗卫生机构能力的提升有所助益。

自2009年新医改以来，政府加大了对基层医疗卫生机构的财政投入，但由于动态能力的缺失，基层医疗卫生机构整体而言并不能将政府投入很好地转化为产出。不同机构之间产出的差异不仅仅源于其资源基础，也可归结为其动态能力的差异。本书将动态能力应用于基层医疗卫生机构，构建了基层医疗卫生机构动态能力的概念模型，设计了测量工具并证实了资源通过动态能力影响服务产出的间接效应，是一次符合我国基层医疗卫生机构实践背景的尝试与创新。为进一步完善我国基层医疗卫生机构能力研究体系，建议引入动态能力理论，动态能力在基层医疗卫生机构研究中的应用可包括：①动态能力的前因因素。第三章已通过质性研究从组织因素、个体因素和环境因素三个方面明确了动态能力的形成机制，未来研究可进一步验证前因因素对动态能力的作用路径，并量化前因因素的作用强度。②动态能力的作用结果。可从机构层面绩效（质量绩效、效率绩效）、服务过程/模块（动态能力对某个具体的服务模块，如远程医疗的影响）、组织柔性、创新结果等方面探索基层医疗卫生机构动态能力的作用结果。③动态能力对结果的作用机制。根据动态能力作用结果的不同，明确动态能力（及其不同维度）是直接还是间接影响结果，以及间接影响的中介因素。④动态能力的内涵。本书主要是通过理论推演和访谈构建了基层医疗卫生机构动态能力概念模型，今后的研究还可以通过纵向多案例跟踪研究丰富动态能力内涵。

2. 基层医疗卫生机构应重视动态能力的培育与提升

我国基层医疗卫生机构作为公益事业单位，长期以来在各种政策、规章和制度的约束下形成了被动接受和风险规避的习惯，缺乏自主思考、积极变革与创新的精神。从开展动态能力研究的访谈经历来看，基层医疗卫生机构普遍都会抱怨自身资源不足、政策变化快等问题，却少有思考如何在能力范围内将现有资源盘活，如何优化服务内容、模式和流程，甚至如何获取外部资源以积极应对环境变化。我国基层医疗卫生机构应改变过去相对"消极被动"的状态，重视动态能力的培育与提升，以"积极主动"的态度去经营发展。

（1）将整合能力作为战略重点和突破口。基层医疗卫生机构动态能力包括感知能力、学习能力和整合能力三个维度。本章结果提示整合能力对基层医疗卫生机构服务产出具有直接且显著的影响，感知能力和学习能力则是通过整合能力的间接作用来影响服务产出。因此，基层医疗卫生机构可将整合能力作为动态能力培育与提升的重点，将外部获取的资源（如医联体带来的人力资源、远程医疗带来的信息与技术资源等）与内部资源进行合理分配和整合；改变过去只关注疾病诊断与治疗的服务供给模式，注重提升常见多发病诊疗能力基础上，重视健康促进、疾病预防与康复服务的提供与拓展，将资源与多方位服务进行有效与高效的协调整合；除此以外，还需重视业务层与管理层的协调与整合。与此同时，感知能力和学习能力的培养也不应忽视，倘若没有感知能力与学习能力作为基础，整合能力将成为"无源之水、无本之木"。基层医疗卫生机构可加强对患者潜在需求、政府与医保政策导向、药品供应商等外部利益相关者变化的扫描与思考，同时关注并及时学习其他地区或本地基层医疗卫生机构的成功经验与实践。学习能力的培养上，基层医疗卫生机构不仅应注重将医务人员"送出去"学习，还应通过制度建设来保障机构内部的学习交流。

（2）增强院长的管理认知。基层医疗卫生机构动态能力的培育和提升很大程度上受院长的影响。动态能力是一个关于"改变"的能力，组织的改变（或变革）是问题导向的，当管理者认识到组织绩效不足时更愿意变革。本章研究结果也发现院长在过去三年间参加基层医疗卫生机构管理培训的次数越多，基层医疗卫生机构的动态能力越强，这可能由于这些专门针对基层医疗卫生机构院长能力提升的培训或基层卫生政策专题培训有助于院长更好地理解政策内容及对自身所领导机构的影响，且有利于提升院长对基层医疗卫生机构资源管理与利用的能力。

（3）识别不同基层医疗卫生机构的差异。在基层医疗卫生机构动态能力的培育和提升过程中，应该避免"一刀切"，识别不同机构的差异，有针对性地提升其能力。

社区卫生服务中心较乡镇卫生院更应加强感知能力的提升。乡镇卫生院的感知能力较社区卫生服务中心强，但事实上，社区卫生服务中心处于医院更多、交通更便捷、人口更密集、经济水平更高的城市地区，居民自由择医的背景下，社区卫生服务中心更需要提升感知能力来识别患者需求、上级医院变化以吸引患者下沉，实现基层首诊的社区"守门人"角色。此外，中西部地区较东部地区的基层医疗卫生机构更应加强动态能力的提升。西部地区的基层医疗卫生机构应加强感知能力的提升；中部地区的基层医疗卫生机构需同时加强感知能力和学习能力的提升。

3. 政府与医保部门提供配套的政策与措施

基层医疗卫生机构动态能力的培育和提升除了机构自身的努力外，还需要政府和医保部门配套政策与措施的支持。建议政府继续加强基层医疗卫生机构的资源配置，扩大机构的自主管理权限；医保部门对基层医疗卫生机构的服务提供进行灵活补偿。

（1）加强基层医疗卫生机构的资源配置。资源基础是基层医疗卫生机构动态能力的重要前因因素，机构资源越丰富，动态能力也越强。

近年来,"强基层"一直是我国卫生服务工作的重点,2008—2017年政府对基层医疗卫生机构的财政投入总额增幅高达800.8%,但基层卫生技术人员在卫生系统总体卫生技术人员的占比却从2009年的36.43%下降到2017年的30.22%。人力资源的短缺和分布不均是提升基层医疗卫生机构服务能力的重要制约因素,长期来看,全科医学教育与培养、基层医疗卫生机构定向人员培养的工作不可缺少;短期而言,可通过医联体、远程医疗、区域检查检验中心的建立来增加基层医疗卫生机构的资源供给或减少某些资源的需求。除了人力资源外,药品短缺也是制约当前基层医疗卫生机构能力发展的关键因素。在分级诊疗制度建设的宏观背景下,拓展基本药物目录、加强基层医疗卫生机构和上级医院的用药衔接成为亟待解决的问题。

(2)扩大基层医疗卫生机构的自主管理权。动态能力要求基层医疗卫生机构拥有一定的自主权来对机构的运行发展实施变革。基层医疗卫生机构应当被充分赋予根据需要调配资源的权力。对于服务型组织来说,人力资源无疑是最为关键的资源。当前,扩大基层医疗卫生机构的人事自主权不失为一个切中要害的突破口。第一,扩大招聘自主权,允许基层医疗卫生机构在核定编制和岗位总量范围内进行自主招聘,招聘要求、方式与时间等规则与标准可由基层医疗卫生机构确定,经主管部门核准后实施。第二,创新编制管理方式。基层医疗卫生机构的紧缺专业与高层次人才可不受用编进人计划的局限。第三,加强岗位管理自主权。允许基层医疗卫生机构根据单位发展需求动态调整岗位设置。除不同级别的专业技术岗位之间应能够柔性动态调整外,基层机构也应加强不同服务类别(如医疗服务和公共卫生服务)岗位间的灵活性。第四,强化薪酬分配自主权。允许基层医疗卫生机构在上级主管部门核定的绩效工资总额范围内,自行制订薪酬分配方案、自主进行机构内部的薪酬分配。

(3)医保灵活补偿基层医疗卫生机构的服务提供。大量研究已表明,医疗保险的支付范围及支付方式对服务供方的行为具有较大影响。除政府的相关政策改革外,医疗保险部门也应对基层医疗卫生机构动态能力的发展提供支持。动态能力内嵌于组织过程中,通常体现于组织过程的改变。对于基层医疗卫生机构来说,为适应环境变化,改变现有服务提供内容或方式必不可少，还会涉及新服务项目的开展。如今我国老龄化进程加快、居民疾病谱转向慢性非传染性疾病，许多适应居民卫生服务需求的项目（如慢性病患者远程监测、失能患者上门服务等）未必在医疗保险的报销目录范围内，因此，医保部门应鼓励基层医疗卫生机构在服务供给内容和方式上积极创新，建立服务供方与保方的协商机制，提供合理创新服务项目的补偿。

第五章

电子健康，智慧赋能
基层医疗卫生服务

随着"银发浪潮"席卷全球、慢性病以及多重慢病患病率逐步升高，各国卫生服务体系正经受前所未有的考验。据统计，至 2030 年全球卫生技术人员（以基层卫生技术人员为主）赤字将高达 1800 万人。不仅患者的健康服务需要在演变，患者与服务提供者的关系也在发生变化，尤其是在基层医疗卫生服务场景中，患者不再单纯被看作是服务接受者，而应在其健康促进与维持、疾病预防与治疗的过程中与医生形成一种伙伴关系。基层医疗卫生服务提供者越来越迫切地被期望能够提供可及、连续、协调、全面和以人为中心的高质量服务。电子健康（eHealth）——在多项研究中被证实能够提高服务质量和效率——似乎对基层医疗卫生服务来说是能够突破发展困境的创新途径之一，受到世界各国的关注与重视。

第一节　电子健康与基层医疗卫生服务

一　什么是电子健康

过去十年间，学者们针对电子健康的定义提出了各自的看法，但至今学界仍未达成共识。最常被引用的电子健康定义来自 Eysenbach：电子健康是通过互联网和相关技术来提供或促进的健康服务与信息①。

---

① 原文为：eHealth is referring to health services and information delivered or enhanced through the Internet and related technologies.

Eysenbach 认为，从更广义的角度来看，电子健康不仅描述了技术的发展，更是希望通过信息和通信技术来促进健康服务提供的一种心境、一种思考方式、一种态度以及一种致力于网络化与全球化思维的承诺。此外，Shaw 等学者提出了一个更加细致的定义，表明了电子健康的三大功能，也提示了电子健康如何助力基层医疗卫生服务（见图 5-1）。电子健康的第一大功能是"通知、监控与追踪"，强调利用电子健康技术对健康参数进行观察、记录与学习，例如有大量的手机应用、可穿戴设备和在线平台旨在促进患者自我管理（包括用药依从性监测、远程病情监测等）；第二大功能是"交互"，包括利用电子健康技术来促进健康服务参与者之间（包括医患间和医医间）的交流，例如远程会诊、患者在线访问医疗记录等；第三大功能是"数据使用"，指收集、管理和利用健康与医疗数据资源来支持医疗决策和干预设计。因此，电子健康不仅仅是能够监测患者行为和症状的手机应用软件，它包括促进基层医疗卫生机构与上级医疗卫生机构信息交换的通信技术，或指导危害评估工具开发的大数据研究。Shaw 提出的电子健康功能中的前两大功能，即通知与监测健康以及促进交流，或许是最容易与基层日常服务提供相联系的，但电子数据的收集、管理和利用能为长期健康监测、风险预警

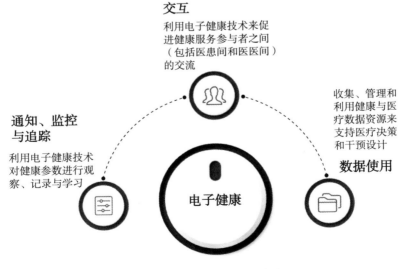

图 5-1　电子健康的三大功能

和相关研究提供基础，故对基层医疗卫生服务来说也是不可或缺的。电子健康服务可以增强以人为中心的服务，理想情况下应该加强医疗卫生服务的相关性、可获得性、公平性、质量、成本效益、可持续性和创新性，为基层医疗卫生服务在健康促进、预防、治疗、护理、康复等全方位服务中做出贡献。

电子健康服务能够支持、补充、替代已有的基层医疗卫生服务，甚至是提供全新的服务，因此根据电子健康服务与已有基层医疗卫生服务的关系可以将电子健康服务分为支持型、补充型、替代型和新型四大类。支持型电子健康服务主要包括管理慢性病（如糖尿病、心血管疾病、呼吸系统疾病、心理健康）和检测追踪患者状态的工具（如手机应用软件、可穿戴设备等），诊断决策支持（算法）等；补充型电子健康服务包括射频识别、跟踪设备，远程咨询，数字诊断工具，照顾者移动网络等；替代型电子健康服务有电子健康记录，电子处方，电子转诊，自动化服务（如基于条形码的药物管理、远程预约、远距离护理、生命参数监测 eICU）等；新型数字健康服务则主要包括医疗聊天机器人，长期病患者的远程监控，基于大数据的治疗推荐算法，医院物流机器人，电子预约，远程诊断等。

二 电子健康在基层医疗卫生服务中应用的条件

电子健康的发展速度非常快，仅 2017 年就有 325000 个与健康相关的手机应用软件出现在应用市场中，尽管绝大多数软件的用户黏性较低，服务的质量也不太乐观。随着电子健康这一产业的空前发展，世界各国的政策制定者都希望卫生服务提供者能在日常工作中融入电子健康，但问题是电子健康在基层医疗卫生服务中的可行性和效果如何呢？尽管有部分研究证实电子健康有促进基层医疗卫生服务的潜能，尤其是对于慢性病管理、患者自我管理和患者赋能，但目前依然缺乏足够的证据来下定论。除此以外，尽管大多数全科医生和患者认同使用电子健康的积极作用，但他们在真正实施和利用服务的过程中常常遇到各种困难，譬如医生们常常抱怨他们无法确定众多电子健康应用软件的质量，也不知道该推荐哪一款应用软件给患者。荷兰国家电子健康服务调查显示，2017 年，62% 的基层医疗卫生机构能够提供视频咨询服务，但仅有 24% 的机构允许患者在线访问其用药记录，且只有 11% 的机构允许患者访问其实验室检查结果。

van der Kleij 等学者提出了电子健康在基层医疗卫生服务体系中安全有效应用的六个关键条件：①合作，强调电子健康利益相关者的参与和共创；②融合，将电子健康融入日常服务提供；③个性化与包容性，即电子健康既要考虑个性化的服务供给又要最大化对不同人群的包容性；④循证，即电子健康的成功实施离不开持续的研究和教育上的引导；⑤伦理，强调电子健康服务应注意伦理、隐私和患者安全问题。

（一）合作：利益相关者参与和共创

即使电子健康应用背后的想法和设计是好的，当其真正运用于日常服务提供中时依然可能会遇到各种各样的问题。电子健康应用的使用往往会经历所谓的"技术成熟度曲线"，即电子健康应用因某种创新被采用（萌发期），然后快速达到利用高峰（过热期），随后当利用过程中出现某些问题时利用量便逐渐减少（幻灭期）。在幻灭期，如果通过利益相关者的反馈对电子健康应用进行改进，则可以激活复苏期的斜坡（见图5-2）。因此，要确保电子健康成功并持续应用于基层医疗卫生服务，需要特别关注用户需求、技术和背景环境之间的交互。一个可行的策略叫作"共同创造"（co-creation）。"共同创造"意味着在电子健康应用设计、开发和使用的过程中，所有相关人员（包括患者、医务人员和应用设计方等）都能自由地表达其愿望和需要。"共同创造"不仅聚焦于设计，还强调对设计价值的明确。例如，在开发一个慢性病管理手机应用的过程中，医务人员和患者不仅会提供他们对应用本身的想法和需要，还可能需要应用开发者提供一个类似于操作指南的东西，没有指南，医务人员和患者不太可能认识到应用的价值所在。"共同创造"能够促进电子健康应用的可接受性、可操作性和可持续性。一项研究曾关注针对2型糖尿病患者及其服务提供者的电子健康应用（该应用为一个具体的互联网平台），该研究发现"共同创造"过程中患者及其服务提供者关于应用的想法和偏好存在很大差异，例如服务提供者希望限制患者访问平台上的某些患者希望访问的信息，并与患者就如何使用用药提醒持不同意见。通过"共同创造"过程提前了解可能存在分歧的点，并通过反复沟通交互解决问题，是电子健康应用能够成功在基层服务提供中使用的必要前提。

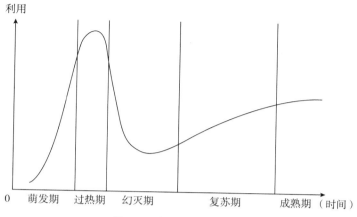

图 5-2 技术成熟度曲线

（二）融合：将电子健康融入日常服务提供

大多数的电子健康应用都由个人使用，缺少服务提供者的支持或指导。"融合服务"，即在面对面服务提供过程中融入电子健康服务，受到越来越多的关注。融合服务有利于提高服务质量和效率，同时维持甚至提升患者和服务提供者的满意度。既往关于"融合服务"的研究较少，但已有研究结果是比较乐观的。Kouwenhoven-Pasmooij 等学者曾评价针对肥胖患者的"融合服务"，该"融合服务"是在面对面指导服务中融合基于互联网的风险评估服务，评价结果表明"融合服务"有利于风险人群减重。荷兰全科医生学院曾推出一个循证健康网站，为居民免费提供健康信息咨询服务，调查显示将该网站服务与日常面对面服务融合能够减少 12% 的全科医生咨询。未来需要更多的研究探讨"融合服务"如何以及多大程度上促进基层医疗卫生服务。然而，已有为数不多的证据提示"融合服务"或将减少（不必要的）服务利用，继而为那些真正需要面对面服务的患者提高服务质量。

（三）个性化与包容性

个性化的电子健康服务较"一刀切"的服务更有效，因此需要将居民个性化的服务需要考虑到电子健康服务的提供中去。这种个性化的方法与基层医疗卫生服务强调"以人为中心"的服务理念不谋而合。在个性化的电子健康服务中，患者特征从基因到环境因素均存在差异，这就要求服务针对每一个患者设计个性化方案和策略。为了更好地掌握患者个体特征，机器学习技术备受关注。机器学习技术不仅能用于诊断过程，还能用于个性化治疗和预测治疗反应。机器学习技术在卫生服务中的应用强调电子健康三大功能中"数据使用"功能（包括收集、管理和利用健康数据）的重要性。电子健康服务在强调个性化的同时，还需要特别注意包容性。研究表明电子健康既可能提高也可能降低健康不平等。大多数的电子健康应用都要求用户具备一定的健康素养并能够较熟练地使用电子设备或数字化技术。当电子健康导致了健康不公平时，仅仅只是加重了已有的不平等（因为人们在健康素养等方面的表现原本就不平等），而非出现一种新的不平等的形式。因此，电子健康应用的设计者和开发者们需要认识到电子健康可能会加剧不公平，应当尽可能最大化电子健康服务对不同人群的包容性。在电子健康服务的开发和实践过程中，通过与相关群体反复的"共同创造"，及时更新应用、优化服务，或许有助于减少健康不平等。

（四）循证：持续研究和教育引导

打开手机，你能找到大量电子健康手机应用，然而，大多数应用的质量、效果和安全性则无人知晓。一项针对高血压手机应用的研究发现大多数应用的质量都让人堪忧。有关电子健康应用研究证据不足的原因之一可能在于电子健康应用的更新速度太快，一般的研究设计和方法难以实现科学评价，例如一个传统的随机对照试验平均需要4—5年时间来完成实验并发表结果，如果用随机对照试验来评价电子健康应用，还没等试验做完，应用已经过时淘汰了。毫不夸张地说，按照电子产品的更新换代速度，四年时间已经够人类从只能发短信的老式手机年代（2005年）发展到能安装使用社交、聊天软件的智能手机时代（2009）了。因此，电子健康应用的发展速度要求相关研究设计"快、准、狠"。Glasgow等学者引入了一种叫作"快速相关研究范式"的设计，能够加快电子健康服务的研究进程同时保证研究质量。根据该研究设计，首先利用1—3个月开展快速文献和最佳实践评价，然后进行电子健康应用的设计和完善，随后针对应用的实践效果开展探索性评估，如果评估结果是积极的，那么还需要再进行数个"精细试验"（这些试验由不同设计实现，如类实验、多阶段最优策略、间断时间序列等，此阶段应持续2—6个月），如果评估结果是可能有效，那么需要6个月时间进行更大规模试验（最好基于阶梯设计或疗效比较研究）来提供效果证据。到这里，快速相关研究设计结束了，但对于电子健康应用的研究不应结束。电子健康应用应当基于利益相关者的想法和技术的进步反复持续地评价、更新和优化。

为了促进电子健康服务在实践中的利用率，需要关注未来基层医疗卫生服务提供者的教育以及电子健康在其学习过程中的渗透情况。将电子健康整合进医学课程被认为是在基层医疗卫生服务中融入电子健康的重要因素。瑞士苏黎世开展的一项研究显示，在医学课程中加入"临床远程医疗和电子健康"模块后，93%的医学生表示将会在未来实践中开展电子健康服务。另一个促进电子健康利用率的创新方法是加入游戏特征和远程呈现效果，例如一款旨在改善玩家饮食习惯的游戏能够让希望改变饮食的女性显著提高营养知识并降低BMI指数。

（五）伦理：注意伦理、隐私和患者安全

医学的第一要义是"不伤害"，因此，服务提供者应当确保所有的治疗或创新性实践均不会给患者带来副作用和任何意想不到的效果。因为电子健康服务依托于技术，故"不伤害"原则不仅应在服务提供时考虑，还应在服务提供之前，即在评价电子健康技术创新的安全性和可靠性时就考虑周全。例如，针对用户隐私和数据保护，如何能确保电子健康应用收集的患者个人数据是匿名且安全存储的从而保证患者不会成为网络犯罪的受害者？如何处理市场上对健康数据日益增长的商业兴趣？尽管电子健康服务有很多积极影响，但其副作用也不容忽视。电子健康服务利用的副作用常与社会经济状况以及健康素养相关。年轻、健康以及受到良好教育的人最常使用电子健康服务，因此，电子健康服务促进的是那些本来各方面状况就比较好的居民的健康状况，而非那些高风险的、脆弱的人群。因此，电子健康服务可能加剧健康不平等。电子健康服务的发展需要强调"不伤害"原则并鼓励弱势群体发声。

三 电子健康并非"万金油"

电子健康技术不仅与资源丰富的地区相关，资源贫乏地区的基层医疗卫生服务亦能从开展电子健康服务中获益。医疗卫生服务资源相对贫乏地区的医患比通常较低，例如，肯尼亚平均5000个患者仅拥有一个医生，此外，多数情况下这些地区居民到最近基层医疗卫生机构的距离都比较远，但是大多数人都至少拥有一部手机，能够接收短消息或使用手机软件，因此利用电子健康服务来促进健康的可能性非常高，当地医务人员能够利用电子健康提供日常医疗卫生服务，也可以跟二级或三级医院的医生远程联系。慢性非传染性疾病负担正在全球范围内增长，电子健康服务被证实能够促进患者自我管理和健康结局。电子健康服务也能够提高服务可及性，我国互联网医院的出现能让患者足不出户享受高质量服务。尽管电子健康促进基层医疗卫生服务的潜能很大，但大多数已有研究都来自资源丰富的地区。

未来主义者、政客、学者和医疗保险方均对健康信息技术（Health Information Technology，HIT，有时等同于电子健康）表现出极大的兴趣。据预测，美国电子健康记录系统每年能节省的费用高达 810 亿美元。在全球范围内疾病经济负担日益加重的情况下，HIT 常被认为是解决卫生人力资源短缺、卫生费用持续增长、卫生系统反应性不足等问题的"万金油"。高收入国家开展了大量针对 HIT 干预项目的评估，不少研究发现 HIT 干预的实际效果与预期存在差距。近年来，中低收入国家也越来越多地关注并实施 HIT，这些国家能从高收入国家的实践中汲取哪些经验和教训呢？Neils Chavannes 等学者通过系统的文献综述，提出中低收入国家在实施 HIT 时，想要最大化收益并将风险降至最低，需要注意以下几点：①不要将 HIT 视为解决卫生问题的"万金油"；②倾向考虑低技术性、低成本的干预方案；③仔细推论可能的因果路径以及最有可能受益/最不可能受害的人群或卫生服务体系；④考虑 HIT 和社会技术的交互；⑤重视对 HIT 收益的评价，进行大样本研究以保证统计效力；⑥认识到 HIT 可能被证明是无效甚至有害的，因此有必要进行独立的、严格的评估；⑦同时进行过程、定性和卫生经济评估；⑧在有充分证据之前避免不成熟的推广。

第二节　在我国基层卫生系统中开展电子健康服务

一　电子健康服务的应用环境

新医改以来，基层卫生便一直是我国医药卫生事业发展的重点，国家相继推动了多项与基层医疗卫生服务息息相关的改革措施，包括实施国家基本公共卫生服务项目、建立分级诊疗制度、实施家庭医生签约服务、建设县域医共体、推动"互联网+"医疗等，各项改革举措的实施均离不开信息化的重要支持，基层卫生健康信息化在"十二五"、"十三五"期间受到了高度关注，国家也加大了建设投入力度，基层卫生健康信息化发展取得了突出效果，为基层电子健康服务的开展提供了良好的基础环境。

基础设施建设方面，在中央专项资金和各地地方财政的支持下，我国基层卫生信息化基础设施建设从点到面迅速发展，各级各类基层医疗卫生机构普遍配备了计算机、远程医疗终端、打印机等硬件设备，并建立了信息管理系统，业务功能覆盖门诊、出入院、转诊等基本医疗服务管理，预防接种、慢性病管理、重点人群健康管理等基本公共卫生服务管理，电子健康档案，远程医疗以及家庭医生签约服务管理等多项内容。此外，基层卫生信息化建设的统筹层次逐步提高，由县级上升为市、省级，推进了基层医疗卫生信息在卫生系统层级间、不同类别机构间、区域间以及业务间的互联互通。湖北宜昌等地通过区域统一平台的建设实现了区域内卫生与健康信息的联通融合，基层医疗卫生机构利用智能化慢性病管理平台和可穿戴设备提升了家庭医生服务能力和效果；甘肃省基层云 HIS 系统覆盖了 1.6 万余所村卫生室，实现了省内人口、电子健康档案、电子病历、健康扶贫和卫生资源五大数据库的互通共享，基层卫生系统的使用率由原来的 40% 提高到 95%，信息系统的建设也为卫生决策提供了数据与证据基础。

信息化业务应用方面，全国各地在国家基本公共卫生服务考核评价政策的激励下，尝试将居民电子健康档案向居民个人开放，为推动患者参与、"以人为本"以及全生命周期的服务展开探索；多地开通建立居民电子健康码，助力实现家庭医生在线签约与咨询、预约就诊、检查取药、在线支付等服务的"一码通用"；远程医疗、AI 医生进乡村等电子健康服务项目提升了偏远地区居民对高质量卫生服务的可及性；基于常见多发病疾病诊断与治疗知识开发的全科医疗智能应用为基层医生日常诊疗活动提供支持，促进了基层服务能力和服务质量，也提高了居民对基层医疗卫生服务的信任感和满意度；部分地区还探索了基本医疗、康复、养老服务信息共享，推动基层医疗卫生服务与居家社区养老整合的服务供给模式。移动通信技术、物联网、大数据、云计算等信息技术赋能基层医疗卫生服务已成为难以阻挡的发展"热潮"。

二 重视区域差异，避免政策"一刀切"

随着不断增长的健康服务需要，医疗资源缺乏及其分配不平衡似乎已经成为世界性问题。大部分医疗卫生人员倾向于在城市工作，使得偏远及农村地区的医务人员相对短缺，尤其是边远地区及农村的基层卫生体系，人力资源不足的问题突出。医生数量缺乏以及经验水平不足导致边远地区患者被误诊和延迟治疗的可能性更高。一些农村地区的患者更倾向于到城市的三级医院就诊，使得农村卫生服务无法被充分有效利用，基层医疗卫生机构更是常常出现"门可罗雀"的现象，而城市三级医院却每天"门庭若市"。为了提高农村地区对于高质量卫生服务的可及性以及基层医疗卫生体系的可持续性，世界各国的卫生管理者及学者似乎都对探索电子健康服务在偏远、农村地区的应用潜力投入了极大的兴趣，远程医疗是电子健康应用的一个典型代表，下文将以远程医疗为例，讨论远程医疗服务在我国农村基层卫生体系中的开展情况。

根据世界卫生组织的定义，远程医疗是医疗服务的供给，而距离是这种供给中的关键因素，所有的卫生服务专业人员利用信息和通信技术交换有效信息以提供诊断、疾病或伤害的预防与治疗、研究与评估以及医务人员的继续教育。在一些高收入国家，远程医疗服务主要聚焦于诊断和临床管理，但在一些基础设施有限的低收入国家，远程医疗主要应用于连接基层卫生服务提供者和专科医生以及诊断医院。

（一）远程医疗的开展情况

我国于1980年引入远程医疗，随着通信技术的快速发展，远程医疗在我国发展迅速，被认为是解决医疗卫生资源在地区间分布不均的一项关键策略。此外，卫生服务体系纵向结构上长期存在的医疗卫生资源配置不均问题使得我国卫生服务利用结构呈"倒三角"状（基层卫生服务，尤其是农村地区的基层卫生服务利用不足，而城市三级医院的卫生服务却过度利用）。我国农村地区除了卫生服务资源相对缺乏以外，人口散在分布、交通不发达等问题也对卫生服务可及性造成重要影响。此外，我国老龄化和城镇化进程快速发展，农村地区的老龄化问题较城市更为严重，促进农村卫生服务体系对有效满足农村老人日益增长的服务需要至关重要。但是作为农村卫生服务体系的"枢纽"以及居民健康的"守门人"，我国农村基层卫生服务体系的重要支柱——乡镇卫生院——却长期处于未被有效利用的状态。国家投入大量财力资源改善乡镇卫生院的基础设施建设，但依然可以看到大量病床、手术室、产房的空置，部分卫生院甚至出现门诊都没什么患者的现象。为了促进农村基层医疗卫生服务的能力、提高服务利用效率，政府强调在构建纵向整合型卫生服务体系中发展远程医疗。2007年，甘肃省建立了远程医疗网络，覆盖了省内所有的市级医院、县级医院以及乡镇卫生院，此后，延伸向基层医疗卫生机构的远程医疗服务网络在更多的省份落地实施，政策制定者们认为，在乡镇层面促进远程医疗是提高居民对高质量服务可及性以及促进基层医疗卫生服务利用的有效方式。2014年，我国卫生计生委在《卫生计生委关于推进医疗机构远程医疗服务的意见》中将远程医疗界定为一方医疗机构（以下简称邀请方）邀请其他医疗机构（以下简称受邀方），运用通信、计算机及网络技术（以下简称信息化技术），为本医疗机构诊疗患者提供技术支持的医疗活动。医疗机构运用信息化技术，向医疗机构外的患者直接提供的诊疗服务，属于远程医疗服务。远程医疗服务项目包括：远程病理诊断、远程医学影像（含影像、超声、核医学、心电图、肌电图、脑电图等）诊断、远程监护、远程会诊、远程门诊、远程病例讨论及省级以上卫生计生行政部门规定的其他项目。

尽管既往研究证实了远程医疗能够促进医疗服务效率和质量，但鲜有研究调查远程医疗与医疗卫生机构或医疗服务体系的关系。理论上医疗卫生机构是可以从应用远程医疗中受益的，因为远程医疗可以提高床位使用率和其他卫生资源的利用，尤其是对于农村地区的医疗卫生机构，但少有实证研究支持以上结论。尽管远程医疗在我国乡镇卫生院快速普及，但其对于农村卫生服务体系的促进作用依然不清楚。国内的一项调查显示，在那些应用了远程医疗的医院中，大多数管理者都认为远程医疗对于促进患者有序就医和分级诊疗制度实施均有正向影响。然而，鲜有研究报告远程医疗对我国农村基层医疗卫生服务利用的影响效果。国内关于远程医疗的实证研究以宏观区域范围内的实践为主，例如甘肃省和贵州省的远程医疗服务网络、广东省的互联网医院等，少有研究关注远程医疗对不同区域影响的差异。我国地域辽阔，地区之间在社会经济发展、人口密度、城镇化进程和卫生服务体系整体水平上均存在差异，因此，分析远程医疗效果的区域异质性有助于针对不同区域特点制定个性化的实施策略。

下文将利用我国东、中、西部乡镇卫生院调查数据①，分析远程医疗在农村基层医疗卫生机构的应用现状。删除相关变量含有缺失值的样本后，研究纳入的有效样本量为 358 家乡镇卫生院。表 5-1 显示了 2017年乡镇卫生院远程医疗开展情况。总体来看，在被调查的 358 家乡镇卫生院中，2017 年远程医疗的开展率为 58.66%，其中，西部地区的开展率（68.39%）高于中部地区（53.26%）和东部地区（45.65%）。比较区域内部两个省间的情况可发现，社会经济发展水平较好省的远程医疗开展率低于社会经济发展水平较差的省。远程医疗在我国农村地区发展迅速，与此同时，地区间的差异也逐渐显现。2013 年一项针对全国范围内乡镇卫生院的调查显示，仅 12.77% 的乡镇卫生院应用了远程医疗信息系统。短短四年时间就见证了我国远程医疗服务的快速发展。然而，远程医疗服务的地区差异较为明显，西部农村地区远程医疗的覆盖率要优于中部和东部农村地区，即使是同一个地区（东、中或西部），不同省之间的差异也比较突出。事实上，政府曾提出需要给中西部贫困地区在互联网医疗服务系统建设上提供更多的支持与帮助，包括远程医疗的互联网通信设施设备建设等。例如身处我国西部地区的贵州省便在2017 年底就实现了远程医疗服务网络在基层医疗卫生机构的全覆盖。近年来，关于远程医疗服务在地区间均等化覆盖的问题已受到政府关注，国家卫计委相关文件显示，2018 年底远程医疗需覆盖所有县域医共体并在 2020 年底覆盖所有医共体内的基层医疗卫生机构。

表 5-1 乡镇卫生院远程医疗开展情况

	省	乡镇卫生院（n）	开展远程医疗的乡镇卫生院（n，%）
总体情况		358	210（58.66）

① 国家自然科学基金重点项目"健康中国背景下基层卫生服务能力提升研究：理论与机制"（项目编号：71734003）对全国东、中、西部 24 个县所有乡镇卫生院（共 405 家）的调查。

续表

	省	乡镇卫生院（n）	开展远程医疗的乡镇卫生院（n,%）
东部		92	42（45.65）
	广东	34	2（5.88）
	山东	58	40（68.97）
中部		92	49（53.26）
	湖北	37	14（37.84）
	河南	55	35（63.64）
西部		174	119（68.39）
	重庆	118	68（57.63）
	贵州	56	51（91.07）

（二）远程医疗对服务利用的影响效果

进一步分析远程医疗对乡镇卫生院门诊和住院服务利用情况的影响效果。在调查的 358 家乡镇卫生院中，将 2017 年开展了远程医疗服务的乡镇卫生院设为实验组，未开展远程医疗服务的乡镇卫生院设为对照组。2017 年机构的门诊就诊人次数和床位利用率（即实际占用总床日数与实际开放总床日数的比值）为研究的两个结局变量。由于医疗卫生机构的相关内部因素（包括机构规模、是否提供外科服务等）以及外部因素（包括医疗保险政策、医院可及性以及服务辖区疾病谱等）均会影响机构服务利用情况和服务效率，因此，利用倾向得分匹配方法控制实验组和对照组的上述混杂因素（即保持实验组和对照组的以上因素尽量一致），避免这些因素对结局变量的干扰以更好地探究远程医疗对乡镇卫生院服务利用情况的影响。最终纳入倾向得分模型的混杂因素包括：①2017 年乡镇卫生院所在乡镇的常住人口数；②2017 年乡镇卫生院所在乡镇 65 岁以上老人占比；③乡镇卫生院的卫生技术人员数；④乘坐公共汽车从乡镇卫生院所在乡镇的政府所在地到县政府的时间（≤1 小时/>1 小时）；⑤县域医共体是否实施医保总额预算（是/否）。当结局变量为床位利用率时，纳入模型的混杂因素除以上五个以外，还包括⑥乡镇卫生院是否提供外科服务（是/否）。

借助倾向得分匹配方法分析远程医疗对乡镇卫生院门诊和住院服务利用影响的结果如表 5-2 所示。对于总体样本来说，远程医疗的开展能

表5-2　倾向得分匹配结果

结局指标	匹配算法	指标均值		ATT[a]结果					匹配质量				
		实验组	对照组	ATT	f	S.E.[b]	p>z[b]	95%置信区间[b]	平均偏差	中位偏差	伪R²	LRχ²	p>χ²
总体情况													
就诊人次数	Raw[c]	29.83	33.97	-4.13	-1.02				15.4	14.1	0.051	24.90	<0.001
	NNM[d]	29.49	30.99	-1.5	-0.26	5.56	0.787	(-12.40, 9.39)	8.7	8.6	0.007	4.30	0.545
	RBM[d]	29.24	31.06	-1.83	-0.38	3.62	0.614	(-8.93, 5.27)	3.9	3.6	0.002	1.40	0.924
	KBM[d]	29.49	31.81	-2.32	-0.49	3.38	0.493	(-8.95, 4.31)	3.1	3.7	0.002	0.96	0.966
床位利用率(%)	Raw	66.10	59.61	6.50	2.29				15.9	16.3	0.061	29.42	<0.001
	NNM	66.20	60.72	5.48	1.31	0.05	0.234	(-0.11, 12.77)	7.7	5.8	0.013	7.12	0.310
	RBM	66.20	60.34	5.85	1.72	0.03	**0.082**	**(-1.06, 12.77)**	3.7	3.0	0.002	1.10	0.981
	KBM	66.20	60.46	5.74	1.76	0.03	**0.081**	**(-0.2, 11.71)**	3.1	3.2	0.001	0.79	0.992
东部													
就诊人次数	Raw	26.86	25.17	1.70	0.34		0.469		63.8	57.7	0.374	47.42	<0.001
	NNM	23.83	32.52	-8.69	-0.73	12.01	0.294	(-32.22, 14.84)	14.7	9.2	0.060	4.80	0.570
	RBM	24.49	37.56	-13.07	-1.27	12.44	0.296	(-37.46, 11.32)	13.8	12.5	0.018	0.970	0.965
	KBM	23.83	33.13	-9.3	-1.13	8.89		(-26.72, 8.13)	7.6	6.3	0.009	0.740	0.981
床位利用率(%)	Raw	57.69	39.04	18.65	3.95		0.117		68.7	65.7	0.405	51.37	<0.001
	NNM	56.81	42.50	14.31	1.73	0.09	0.119	(-4.05, 32.68)	17.2	20.2	0.060	5.36	0.498
	RBM	53.14	34.84	18.29	2.46	0.12	**0.093**	(-4.82, 41.41)	22.4	24.4	0.086	5.24	0.513
	KBM	56.77	41.57	15.20	2.02	0.09		(-3.69, 34.09)	14.3	13.7	0.062	5.35	0.500

续表

结局指标	匹配算法	指标均值		ATT[a] 结果					匹配质量				
		实验组	对照组	ATT	t	S.E.[b]	p>z[b]	95%置信区间[b]	平均偏差	中位偏差	伪R²	LRχ²	p>χ²
						中部							
就诊人次数	Raw	53.97	71.52	-17.55	-1.46				28.8	23.6	0.167	21.18	0.001
	NNM	53.11	52.97	0.14	0.01	13.55	0.992	(-26.41, 26.69)	5.8	6.0	0.008	1.02	0.961
	RBM	55.53	51.66	3.87	0.33	16.87	0.819	(-29.21, 36.95)	8.1	6.1	0.030	3.41	0.637
	KBM	53.11	54.98	-1.87	-0.18	12.25	0.879	(-25.87, 22.13)	5.7	6.2	0.010	1.25	0.940
床位利用率(%)	Raw	72.00	75.86	-3.86	-0.82				25.6	17.7	0.172	21.83	0.001
	NNM	72.66	76.79	-4.13	-0.69	0.08	0.626	(-21.49, 13.23)	14.5	13.0	0.041	5.31	0.504
	RBM	73.84	74.82	-0.97	-0.16	0.09	0.914	(-19.18, 17.22)	10.1	9.8	0.029	3.43	0.754
	KBM	72.66	76.47	-3.81	-0.66	0.08	0.620	(-19.75, 12.14)	8.5	8.1	0.019	2.45	0.874
						西部							
就诊人次数	Raw	20.94	12.60	8.34	3.61				24.8	13.0	0.087	19.00	0.002
	NNM	20.70	14.80	5.90	2.04	2.84	**0.038**	(0.33, 11.5)	12.5	12.9	0.047	14.83	0.011
	RBM	20.79	15.28	5.51	2.07	2.50	**0.027**	(0.61, 10.41)	9.0	9.7	0.028	8.68	0.123
	KBM	20.59	15.06	5.53	2.34	2.15	**0.010**	(1.31, 9.75)	6.4	8.5	0.018	5.57	0.350
床位利用率(%)	Raw	66.65	65.60	1.05	0.25				22.1	13.0	0.088	19.20	0.004
	NNM	66.92	68.65	-1.73	-0.29	0.07	0.769	(-16.03, 11.73)	10.3	8.4	0.035	10.62	0.101
	RBM	66.84	69.08	-2.23	-0.38	0.07	0.746	(-14.97, 10.50)	6.3	6.3	0.017	4.74	0.577
	KBM	66.96	66.03	0.93	0.18	0.06	0.873	(-10.81, 12.68)	5.6	6.5	0.015	4.45	0.616

注：a. ATT为实验组平均干预效应；b. ATT的标准误（S.E.）、p值以及95%置信区间由Bootstrap方法获得；c. Raw表示粗样本；d. NNM、RBM和KBM分别为最邻近匹配、半径匹配和核匹配。

179

够将乡镇卫生院的床位利用率提高大约 6 个百分点（RBM 方法中 p = 0.082，KBM 方法中 p = 0.081）。所有匹配算法结果均显示，无论乡镇卫生院是否开展远程医疗，机构年就诊人次数差异并不显著，提示远程医疗服务的开展对门诊服务利用无明显影响。分区域分析结果提示远程医疗对乡镇卫生院服务利用的作用具有区域差异。东部地区，KBM 方法分析结果表明远程医疗有利于乡镇卫生院的床位利用率提高 15 个百分点（p = 0.093），但对门诊就诊人次数无显著影响。在西部地区，所有匹配方法均显示远程医疗能够将机构年就诊人次数提高约 1/3（p < 0.05），结果较稳健，但对床位利用率无显著影响。远程医疗对中部地区乡镇卫生院的年就诊人次数和床位利用率均无显著影响。

提升乡镇卫生院的床位利用率是我国农村推进远程医疗服务的重要政策目标。针对 358 家乡镇卫生院的调查结果显示乡镇卫生院床位利用率为 63.42%，这一数据与《中国卫生健康统计年鉴》的数据相似，年鉴统计数据显示 2017 年乡镇卫生院的床位利用率为 61.3%。然而，乡镇卫生院的床位利用率远低于医院，2017 年医院床位利用率为 86.0%，其中三级医院床位利用率高达 98.6%，可见基层医疗卫生机构与医院在床位资源利用上存在较大差距。既往研究显示远程医疗能够引导患者就近利用本地的医疗服务、减少高层级医院的床位使用、缓解急诊压力，类似地，本书发现总体而言远程医疗的开展能够将乡镇卫生院的床位利用率提升 6 个百分点。国家卫健委要求基层医疗卫生机构的床位利用率不得低于 75%，这样看来，远程医疗为乡镇卫生院床位利用率带来的 6% 的增长将会对完成该目标做出较大贡献。需要注意的是，远程医疗正向影响床位利用率的结论仅在 RBM 和 KBM 两种匹配方法中得到验证，远程医疗与床位利用率的关系在 NNM 方法中并不显著（p > 0.1），提示该结果可能不够稳健，未来研究需要进一步验证该结论。此外，总样本中远程医疗对乡镇卫生院年门诊就诊人次数并无影响。尽管世界范围内远程医疗已被广泛用于连接基层医疗卫生服务体系和其他卫生服务提供方，为专业意见咨询和转诊服务提供便捷，但少有研究关注远程医疗服务对基层医疗卫生机构门诊服务利用的影响。然而，远程医疗已被证实是一种安全提供门诊服务的有效方式且患者满意度较高，尤其对于儿科和康复科的门诊服务。国内研究显示通过远程医疗的年均处方费用比二、三级医院低很多。本节总样本中远程医疗与门诊就诊人次数关系不显著的原因可能在于全样本分析掩盖了不同区域间的差异，不同地区的社会、经济、文化、政策背景都可能影响居民的健康状况、卫生服务利用行为以及乡镇卫生院远程医疗对门诊服务利用的影响效果。

分别分析东、中、西部远程医疗对乡镇卫生院服务利用的影响效果发现，对于门诊服务，远程医疗显著增加西部地区乡镇卫生院的门诊服务利用，但对中部和东部地区均无影响。这种结果的原因可能在于远程医疗对门诊服务利用的影响效果取决于乡镇卫生院所在地区的偏远程度，因为偏远程度决定了乡镇卫生院辖区居民对其他替代性医疗卫生机构（如县医院或城市地区的二、三级医院）的可及性。一项国内的研究显示随着去医院交通时间的增加，慢性病患者愿意到医院门诊就诊的次数显著降低。在被调查的西部地区乡镇卫生院中，有接近一半的机构（48.28%）所在辖区居民需要花费超过一小时时间到达县医院，而东部和中部地区这一比例分别仅为9.78%和10.87%。远程医疗服务对交通成本（包括时间、精力和费用成本）相对更高的西部地区居民来说更有吸引力，尤其是对于疾病不太严重、仅有轻微不适或者慢性病复诊的患者，在家门口享受二、三级医院的诊疗服务不失为一种明智的选择。东部和中部地区由于地形、交通和卫生资源密度等优势，有90%的居民均能在一小时内到达县城，东、中部地区居民对于县医院或县外医院更高的可及性或许是影响远程医疗对门诊服务利用效果的重要原因。对于住院服务，远程医疗能将东部地区乡镇卫生院的床位利用率提高15个百分点，但对中西部地区乡镇卫生院的住院服务却没有显著影响。住院服务比门诊服务对诊疗环境、设备、人员技术的要求都更高，因此可推测远程医疗对中西部地区乡镇卫生院住院服务的影响效果可能受乡镇卫生院自身服务提供条件和能力的限制。被调查的乡镇卫生院中，西部地区机构的能力相对较弱，例如西部乡镇卫生院的人力资源数量较少、能提供外科手术服务的乡镇卫生院占比仅为35.63%，然而，西部乡镇卫生院的床位利用率已然高于总样本平均值，提示在现有资源条件下西部乡镇卫生院或许已经充分利用了床位资源，在不改变其他必备条件（如人员数量与能力、设施设备等）的情况下，远程医疗对西部乡镇卫生院住院服务利用的促进空间有限。东部地区就不一样了，该地区乡镇卫生院拥有更多的资源，但床位利用率却较低（47.55%）。证据显示，东部地区各类医疗卫生机构的床位利用率均与中西部地区相近，表明了东部地区基层医疗卫生机构住院服务的不充分利用。基层医疗卫生机构和医院间通过远程医疗的协作有助于鼓励患者利用基层医疗卫生服务，继而促进形成合理就医秩序、提高卫生系统效率。中部地区被调查机构的卫生技术人员数与西部地区相近，但其年门诊就诊人次数和床位利用率均明显高于西部地区，因此，中部地区相对来说已经充分利用的住院服务受远程医疗的影响也不大。

综上所述，远程医疗对促进我国基层医疗卫生机构的服务利用、落实分级诊疗制度具有积极作用，但需要注意这种作用具有区域异质性，不同地区应当制定差异化策略来开展远程医疗服务，从而精准化、最大化地发挥远程医疗的效果。对于西部地区来说，远程医疗的开展能显著增加居民对乡镇卫生院门诊服务的利用，但想要提高住院服务的利用率，尚需要完善配套的基础设施、资源与服务开展环境。东部和中部地区的居民对上级医院服务的可及性相对西部地区更高，要促进居民利用基层远程门诊服务，可能还需要实施更多的激励措施，如加大医保对不同层级机构的补偿差等。

第三节　基层开展电子健康服务的挑战与未来展望

一　基层开展电子健康服务的促进与阻碍因素

电子健康服务在基层医疗卫生服务体系中开展的成功率无从知晓，但确实存在许多失败的实践。除了研究和实践之间的转化鸿沟，电子健康服务的成功开展似乎也缺乏足够的证据支持。毫不夸张地说，有效性——电子健康服务开展的基本条件——尚未被完全调查评价。从决定开展到日常开展电子健康服务的过程是复杂的。因此，明确哪些因素有利于服务开展以及如何充分利用这些因素是很有必要的。

实施研究综合框架（Consolidated Framework for Implementation Research，CFIR）被广泛用于分析实施的促进与阻碍因素，从而优化实施策略、提高干预方案与实施情境的匹配度，最终实现持续有效的实施。CFIR 是一个理论驱动的模型，由 Damschroder 等学者通过系统梳理涵盖

13 个学科的 500 余篇实施研究（Implementation Research）文献，筛选出 19 个卫生服务研究中应用的理论或模型，再进一步归纳整合这些理论或模型中的构念（Constructs），最终形成 CFIR 这个所谓的"元理论框架"。CFIR 包含五个维度：①干预方案的特征，指针对特定环境设计的干预方案，包括干预方案的来源、证据强度与质量、相对优势、可调整性、可试用性、复杂性、设计质量与组合、成本八个构成要素；②外部因素，指影响实施的社会、经济、政治等因素，包括患者需求与资源、外部协作、同行压力、外部政策与激励四个构成要素；③内部因素，指影响干预实施的组织内部文化、组织结构及网络等情景因素，主要包括组织结构特征、协作与沟通、内部文化、实施氛围、实施准备度五个构成要素；④参与个体的特征，指与干预实施相关的个体（如患者、医务人员、管理人员、政策制定者等）的特征，包括有关干预方案的知识与信念、自我效能感、个体所处的变革阶段、个体对组织的认同感、其他个体特点五个构成要素；⑤实施过程，是在组织与个体层面促进干预方案被采纳的方法，包含计划、动员、执行、反思与评价四个基本活动。CFIR 中各要素相互作用影响干预方案的实施效果。表 5-3 总结了文献中报道过的电子健康服务实施中的促进与阻碍因素。值得注意的是，有些因素可能既是促进因素也是阻碍因素。

表 5-3   基于实施研究综合框架的电子健康服务促进与阻碍因素

CFIR 维度及相关的阻碍和促进因素	描述
维度一：干预特征	影响电子健康服务开展的特征
成本	缺乏资金支持可能成为服务开展的阻碍。成本可能与电子健康服务的启动相关（如采购），也可能与持续成本相关（如 IT 支持）。启动成本可能很高，因为电子健康应用通常是由已投入大量资金的初创企业开发的。资金、财务激励或新的商业模式可能有助于克服这一阻碍。 ·实例：2008 年，英国洛锡安地区卫生服务系统为 COPD 患者开展了远程监护服务。该服务使患者能够在线记录他们的症状，进行生理测量，并将他们的健康数据传输给专业人员。由于服务是在没有技术支持的情况下建立的，一些次要的技术问题（如需要更换外设中的电池）对服务开展造成了影响，因为临床团队必须花费宝贵的时间来解决技术问题。虽然问题最终得到解决，但持续的技术成本造成了未列入预算的意外费用。在为不熟悉技术的人提供电子健康服务的时候，需要为持续的成本进行充分预算

CFIR 维度及相关的阻碍和促进因素	描述
复杂性	复杂的电子健康应用，例如不直观、不便于用户使用的软件，可能会成为阻碍。为了规避复杂性问题，电子健康技术首先应是可靠、快速和易于使用的。 ·实例：eVita 是个人健康记录应用，包括对基层医疗卫生服务中 2 型糖尿病患者的自我管理支持和指导。该应用的使用率很低，注册使用该服务的人中只有 27% 至少登录过一次。登录过程的复杂性是患者使用的主要障碍 ·实例：英国为应对新冠疫情，大规模采用远程咨询服务，因为提供的服务简单易用
适应特定环境	电子健康应用需要适应医疗卫生机构的特定环境，静态的应用可能成为服务开展的阻碍
感知质量和优势	对电子健康应用的质量（例如它是否可接受并将有预期的结果）和优势的负面预期可被视为阻碍因素。对质量和优势的积极期望可以被认为是一个促进因素
维度二：外部因素	组织外部
外部政策和激励措施	电子健康服务的投资回报（即相对于投资成本而言获得的收益）可能会受到担忧，原因可能是开展电子健康服务相关的费用通常无法报销，需要由医疗卫生机构承担 ·实例：英国鼓励基层医疗卫生机构加入一项补偿计划，该计划旨在激励某些方面的优质服务，而服务质量需要通过电子病历（EHR）进行评估。几乎所有的基层医疗卫生机构都自愿加入了该计划，并且大多数在几个月内转变成了"无纸化"单位。尽管让机构采用 EHR 不是该计划的主要目标，但如此重要的政策举措能够为英国基层医疗卫生机构普遍实施 EHR 提供背景支持
缺乏公认的电子卫生标准	电子健康应用的公认标准（即解决系统、安全和隐私之间可操作性的技术标准）缺失，可能是一个阻碍因素。此类标准的可用性可能会影响医疗卫生机构对数据安全和职业责任的担忧
维度三：内部因素	开展电子健康服务的组织特征
适应组织和工作流程	为了成功实施，引入的电子健康服务必须融合到组织及其工作流程中
培训和支持	当组织的管理层支持并有能力实施创新时，可以促进电子健康服务的开展。首先，应该提供足够的时间让服务提供者（学会）使用新的应用；其次，提供高质量且可及的培训；最后，在实施过程中为服务提供者和患者提供支持（技术和教育）

续表

CFIR 维度及相关的 阻碍和促进因素	描述
培训和支持	·实例：MasterMind 项目旨在借助电子健康服务广泛提供高质量的抑郁症治疗。在 10 个欧盟和相关国家的基层和专科服务中实施了计算机化认知行为疗法和协作服务视频会议。该项目中患者和服务提供者的满意度均较高，大多数患者的生活质量有所提高，抑郁症状有所减轻。该项目表明，组织管理层参与实施电子健康至关重要，这种参与为专业人员的培训和知识课程提供了资源，并为获得支持提供了时间
维度四：参与 个体的特征	电子健康服务参与者的个体特征
态度和信仰	积极的态度，如电子健康服务对患者的假定益处，是一种促进因素。消极的态度，例如相信电子健康服务会对与患者的关系产生负面影响，可能是一个阻碍
对隐私、安全和 责任的担忧	可能会作为一种阻碍，出现在患者和服务提供者中
知识和技能的缺乏	可能会作为患者和服务提供者之间的障碍，限制服务的接受和开展
维度五：实施过程	包括计划、动员、执行、反思与评价
规划	在复杂组织中根据计划实施的渐进式方法比快速、立即实施的"大爆炸"方法更可取。这条一般规则也有例外，参见维度二中的示例
关键利益 相关者的参与	让利益相关者参与电子健康应用的开发和实施可被视为一种促进因素。这种参与可能会增强对电子健康应用的所有权、信心和接受感。拥护者可以促进实施，也可能会向持怀疑态度的同事推广。 ·实例：2011 年，荷兰政府一致否决了关于集中式、随处可访问的 EHR 的法律提案。政府认为 EHR 存在太多混乱，无法通过议会法案。事后看来，实施 EHR 的策略被认为是有问题的。卫生、福利和体育部率先实现了 EHR，并试图让各种利益相关者参与到开发过程中，例如全国全科医生协会和数据保护学院。但是在实践中，结果与预期不同，除了卫生部之外，几乎没有人从事医疗卫生领域的工作。该部未能将利益相关者团结在一起；由于意见分歧太大，导致有关 EHR 的法案被否决
评估和监测	评估和监测非常重要，这反过来可能会促进利益攸关方更广泛地接受该应用程序，并不断提供资金。设计不好的评估研究可能被视为证据不足，并危及对电子健康服务的支持

二 基层开展电子健康服务的实施策略

电子健康服务的成功实践离不开合适的实施策略。所谓实施策略是指有助于医疗服务项目或实践被采纳、实施和持续进行的方法或技术。事实上，在医疗卫生机构中实施新的服务提供方式（或模式）并将其整合进日常服务过程是比较困难的。英国纽卡斯尔大学健康与社会研究所 Carl May 教授的研究团队注意到了这一现象，并试图用现有理论去解释为什么某个远程医疗项目在医务人员和政策均大力支持的环境中依然无法很好地融入机构日常诊疗活动中时，发现缺乏强有力的理论来计划和评价项目、分析促进或阻碍项目实施的因素（机制）以及指导项目的成功实施。后经过多年研究，Carl May 教授于 2009 年正式提出常态化过程理论（Normalization Process Theory，NPT）。NPT 提供了一系列社会学工具，用以理解和解释新的（或经调整的）实践在医疗卫生或其他机构中实施的社会过程。

　　基于 NPT 构建电子健康服务实施策略如图 5-3 所示。根据 NPT，将电子健康服务融入基层医疗卫生机构日常服务提供中的关键在于四个机制：首先是统一机制（动员阶段，解决"是什么"的问题），要让电子健康服务的参与者（包括患者、服务提供者、管理人员等）了解即将实践的电子健康服务及其价值，并让各方参与者对电子健康服务的开展达成共识。其次是感知参与机制（参与阶段，解决"谁来做"的问题），主要明确促进和阻碍相关个体或集体参与电子健康服务的因素，确

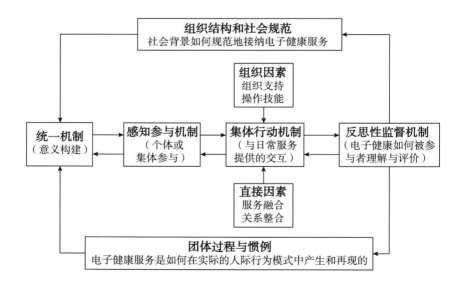

图 5-3　基于常态化过程理论的电子健康服务实施策略

定和组织人员参与到新的服务中。然后是集体行动机制（执行阶段，解决"如何做"的问题），该阶段需要明确参与人员具体如何提供电子健康服务，包括机构在管理、资源上提供相应支持，给参与人员提供合适的技能培训，厘清与已有工作的关系，如何将新的服务与日常工作融合等。最后是反思性监督机制（评价阶段，解决"如何理解"的问题），开展电子健康服务后，还需要了解参与者如何评价该服务、评价效果如何以及怎么调解可能存在的问题。

三 电子健康助力基层医疗卫生服务"减负"与"赋能"

（一）减负

随着我国医药卫生体制改革的深入开展，基层医疗卫生工作日益繁重，信息化建设尚不完善的情况下"系统报表繁"、"多头重复报"和"数据共享难"等问题在基层普遍存在。未来通过国家级全民健康信息平台建设，实现信息系统的统一接入；进一步推进基层医疗卫生体系应用系统的条块融合，妇幼保健、疾病预防与控制等垂直系统与基层卫生信息系统互联互通，按照"一数一源、一源多用、统一标准、整合共享"的原则，逐步避免数据的重复采集与填报。加快基层医疗卫生服务体系信息化建设，将移动终端健康相关应用软件快速发展的优势与基层医疗卫生服务相结合，实现基层服务提供者于移动终端上的便捷数据采集与实时上传，例如利用家庭签约医生的服务手机应用实现签约服务的一次数据录入、存储与上传。依托国家政务信息共享交换平台，实现"大健康"下的跨部门、跨业务数据资源共享。信息系统的整合与联通、数据资源的交换与共享将有助于基层医疗卫生服务提供者从繁复的数据采集填报工作中抽离，投入更多的时间精力到更有价值的数据分析应用工作中去。

（二）赋能

在信息化建设逐步完善的基础上，基层医疗卫生机构可以借助电子健康开展多样化服务业务。与上级医院需要提供疑难杂症、急危重症的诊疗服务不同，基层医疗卫生机构的主要功能定位是常见、多发病的识别与诊疗，借助人工智能技术和大数据平台开发针对基层医疗卫生服务的诊断决策算法，能为基层医生的诊断决策提供支持。伴随老龄化进程，未来基层针对慢性病患者的治疗、康复与护理等慢病管理服务负担势必加重，将基层医疗卫生机构信息系统与居民可穿戴设备互联实现慢性病日常监测与危急状况预警。此外，未来基层医疗卫生服务工作的重点之一应当将服务关口前移至慢性病发生之前，依托电子健康档案为居民开展个性化服务，针对其不良饮食行为习惯、生活工作特点等健康影响因素及早做出干预，以减少或延缓慢性病的发生。电子健康服务还有利于基层服务提供者改变以往"坐堂行医"的方式，通过手机短信、社交软件、物联网技术等加强与辖区居民的沟通联系，促进医患长期性关系与连续性服务提供。面向医共体等新服务场景，信息化建设与电子健康服务能够改善医共体内部不同层级机构与人员间的交互联系，加强基层医疗卫生服务提供的协调性。

　　第三章、第四章讨论了基层医疗卫生机构的动态能力，并进一步明确了动态能力对提高基层医疗卫生服务绩效的作用。电子健康将有助于基层医疗卫生机构动态能力的发展和提升。本章第一节已提到电子健康服务具有"通知、监控与追踪"、"交互"和"数据使用"三大功能，这些功能的交互作用将提高基层医疗卫生服务机构的感知、学习与整合能力。感知能力是机构扫描、识别并理解环境变化所带来的机会与威胁的能力，以其中最为关键的内涵即及时识别居民服务需要的变化为例，电子健康服务如慢性病患者的监测预警系统显然能够帮助基层医疗卫生服务提供者跟踪患者动态、及时发现危急情况并作出反应。学习能力是机构获取、消化、转化和应用知识的能力，基层服务提供者可以通过远程教育、远程咨询等电子健康应用来学习外部知识并及时更新服务知识与技能。整合能力是基层机构整合、协调资源与服务的能力。电子预约、取药与支付等新型服务能为基层医疗卫生机构节省更多的人力资源，远程医疗服务让基层医疗卫生机构获取更多的外部资源……电子健康服务的开展打破了基层医疗卫生机构原有的服务提供模式与秩序，机构需要思考在资源与服务过程变化的情况下如何调整以最大化服务绩效。

参考文献

陈建梅、付玲丽：《远程医疗服务对农村基层医疗服务优化路径研究》，《经济研究导刊》2019 年第 32 期。

陈长香等：《家庭及社会支持对城乡老年人心理健康影响的研究——以河北省城乡老年人调查为例》，《医学与哲学（A）》2014 年第 2 期。

程明梅、杨朦子：《城镇化对中国居民健康状况的影响——基于省级面板数据的实证分析》，《中国人口·资源与环境》2015 年第 7 期。

程雪艳等：《基于场域理论的家庭健康服务需求概念模型构建研究》，《中国卫生经济》2019 年第 12 期。

程雪艳等：《基于场域理论的空巢家庭健康服务需求一致性实证研究》，《中国卫生经济》2019 年第 12 期。

崔颖：《西部地区村卫生室卫生服务能力评价指标体系构建研究》，博士学位论文，华中科技大学，2009 年。

代涛等：《医疗卫生服务体系整合：国际视角与中国实践》，《中国卫生政策研究》2012 年第 9 期。

翟运开：《基于远程医疗的分级诊疗体系建设研究》，《中国卫生事业管理》2016 年第 8 期。

丁楠伟：《乡村振兴战略下的农村医疗服务供给问题研究》，硕士学位论文，浙江工商大学，2018 年。

董保宝：《新创企业资源整合过程与动态能力关系研究》，《科研管理》2012 年第 2 期。

董保宝等：《资源整合过程、动态能力与竞争优势：机理与路径》，

《管理世界》2011 年第 3 期。

樊晓娇：《英国以社区卫生服务为核心的卫生保健体系对中国的启示》，《中国全科医学》2013 年第 35 期。

冯正直等：《新冠肺炎疫情期间公众心理问题特点分析》，《西南大学学报》（社会科学版）2020 年第 4 期。

高启胜等：《浙江省基层医疗服务能力现状分析》，《中华医院管理杂志》2017 年第 2 期。

邰琳：《新医改背景下浙江省基层医疗服务能力研究》，博士学位论文，浙江大学，2016 年。

顾海：《公共卫生事业管理》，科学出版社 2010 年版。

国家统计局城市司：《城镇化水平不断提升　城市发展阔步前进——新中国成立 70 周年经济社会发展成就系列报告之十七》，2019 年 08 月 15 日，http：//www. gov. cn/xinwen/2019-08/15/content_5421382. htm，2022 年 01 月 14 日。

国家卫生健康委统计信息中心：《2018 年全国第六次卫生服务统计调查报告》，人民卫生出版社 2021 年版。

国家卫生健康委员会：《中国卫生健康统计年鉴（2018）》，中国协和医科大学出版社 2018 年版。

何小群：《不同区域类型乡镇卫生院医疗服务提供研究》，硕士学位论文，华中科技大学，2020 年。

何子英、郁建兴：《全民健康覆盖与基层医疗卫生服务能力提升——一个新的理论分析框架》，《探索与争鸣》2017 年第 2 期。

侯杰泰等：《结构方程模型及其应用》，教育科学出版社 2004 年版。

胡振华、张宁辉：《基于生态位构建的企业动态核心竞争力分析》，《当代财经》2010 年第 2 期。

黄龙保：《论人类本质特征的自然属性和社会属性》，《天津社会科学》1987 年第 6 期。

贾继荣等：《收支两条线管理模式对乡镇卫生院的影响研究——以黑龙江省尚志市、延寿县为例》，《中国初级卫生保健》2015 年第 7 期。

阚海东、陈秉衡：《我国部分城市大气污染对健康影响的研究 10

年回顾》，《中华预防医学杂志》2002 年第 1 期。

李超平、时勘：《分配公平与程序公平对工作倦怠的影响》，《心理学报》2003 年第 5 期。

李景春：《生态位理论视域中的教育生态系统及其发展》，《教育科学》2006 年第 3 期。

李军等：《基于生态位理论的公立医疗机构平衡发展评价体系的概念模型构建》，《中国医药导报》2016 年第 13 期。

李军等：《生态位理论对医疗行业可持续发展的适用性》，《中国医药导报》2015 年第 8 期。

李颖、崔文佳：《基层医生绩效考核现状及对医疗服务质量的影响》，《金融经济》2019 年第 2 期。

李忠、张亮：《新时代下的健康需要、卫生服务需求与利用：一个新的分析框架》，《中国卫生政策研究》2019 年第 9 期。

林伟龙等：《安徽省天长市县域医联体改革实践分析》，《中国卫生经济》2017 年第 4 期。

刘贵华、朱小蔓：《试论生态学对于教育研究的适切性》，《教育研究》2007 年第 7 期。

刘小梅：《乡镇卫生院运行现状分析与绩效管理影响因素研究》，硕士学位论文，福建医科大学，2018 年。

龙思颖：《基于认知视角的企业动态能力及其绩效研究》，博士学位论文，浙江大学，2016 年。

卢杉、汪丽君：《城乡社区环境对老年人心理健康的影响研究》，《人口与发展》2021 年第 5 期。

卢珊等：《农村居民个人年度医疗费用特征分析》，《中国卫生经济》2017 年第 3 期。

陆杰华等：《健康老龄化的中国方案探讨：内涵、主要障碍及其方略》，《国家行政学院学报》2017 年第 5 期。

罗力等：《乡镇卫生院综合优势指标的建立与检验》，《中国卫生资源》2001 年第 2 期。

孟群等：《中国"互联网+健康医疗"现状与发展综述》，《中国卫生信息管理杂志》2017 年第 2 期。

牟燕等：《乡镇卫生院基本医疗服务能力与经济发展水平的关系研究——基于山东省 17 市乡镇卫生院基础数据的灰色关联分析》，《卫生软科学》2018 年第 1 期。

牛亚冬等：《我国中西部县（区）乡镇卫生院诊疗能力调查》，《中国卫生资源》2016 年第 2 期。

潘子晶：《生态位视角下乡镇卫生院医疗服务能力研究》，硕士学位论文，华中科技大学，2020 年。

饶扬德：《企业资源整合过程与能力分析》，《工业技术经济》2006 年第 9 期。

史园园等：《安徽省乡镇卫生院服务能力影响因素研究》，《医学与社会》2013 年第 6 期。

宋皓皓、王英：《基于生态位理论的中国沿海省市高端装备制造业发展环境综合评价研究》，《管理现代化》2019 年第 6 期。

苏静静、张大庆：《世界卫生组织健康定义的历史源流探究》，《中国科技史杂志》2016 年第 4 期。

孙彬：《天津市新型城镇化进程中医疗卫生服务体系策略研究》，博士学位论文，天津医科大学，2016 年。

田孟：《理顺农村三级医疗卫生机构的政策建议》，《中国农村卫生》2019 年第 9 期。

田志虹：《网络社会企业生态位模型研究及应用》，硕士学位论文，北京交通大学，2008 年。

王存库等：《"十三五"时期全国基层卫生信息化发展回顾分析》，《中国卫生信息管理杂志》2021 年第 3 期。

王刚等：《关于生态位定义的探讨及生态位重叠计测公式改进的研究》，《生态学报》1984 年第 2 期。

王鹏：《基于生态位理论的公立医院竞争战略研究》，硕士学位论文，重庆医科大学，2018 年。

魏国伟：《生态位视角下企业竞争环境、动态能力与创新绩效关系研究》，博士学位论文，北京邮电大学，2019 年。

吴辉等：《新型城镇化背景下河南省乡镇卫生院综合服务能力评价及分析》，《中国全科医学》2015 年第 7 期。

吴明、李睿：《健康需要与需求的概念及测量》，《中国卫生经济》1995 年第 1 期。

吴晓瑜、李力行：《城镇化如何影响了居民的健康?》，《南开经济研究》2014 年第 6 期。

吴燕：《城镇化、老龄化、互联网和居民医疗支出对我国医疗卫生服务水平的影响分析》，《中国卫生经济》2016 年第 1 期。

吴悦：《城镇化背景下城市高血压患者医疗服务利用与费用的地理分布研究》，硕士学位论文，华中科技大学，2018 年。

熊娟等：《基于可达性的县域医疗服务均等化分析——以湖北省松滋市为例》，《人文地理》2012 年第 5 期。

徐广明等：《家庭结构与功能对居民心理健康的影响——城乡差异比较案例分析》，《中国社会医学杂志》2014 年第 6 期。

许磊：《云南省住院医疗服务的差异性及均等化研究》，硕士学位论文，云南财经大学，2016 年。

薛春艳：《生态位理论视阈中大学定位问题的反思》，《成都教育学院学报》2004 年第 8 期。

杨佳佳：《基于生态位视角的我国档案学科定位探究》，《档案与建设》2019 年第 6 期。

姚瑶等：《基层医疗卫生服务供给影响因素及其区域差异实证分析》，《中国卫生经济》2019 年第 1 期。

岳经纶、李晓燕：《社区视角下的流动人口健康意识与健康服务利用——基于珠三角的研究》，《公共管理学报》2014 年第 4 期。

张凤海：《动态能力对新企业绩效的影响机理研究》，博士学位论文，大连理工大学，2013 年。

张海波等：《改革开放以来中医药文化发展的演进与特点探析》，《世界科学技术—中医药现代化》2020 年第 4 期。

张寒冰等：《提高乡镇卫生院人员服务能力有效途径的研究》，《中国初级卫生保健》2018 年第 7 期。

张佳文：《我国医药业生态位评价与对策研究》，博士学位论文，中央民族大学，2015 年。

张进、孙涛：《不确定环境下公立医院的动态能力：一个概念框架》，《中国医院管理》2019 年第 6 期。

张靓等：《居民就诊意愿与基层医疗服务能力研究——以浙江兰溪为例》，《卫生经济研究》2016 年第 8 期。

张萍：《农村卫生服务能力的评价研究》，博士学位论文，吉林大学，2014 年。

张萍等：《吉林省乡镇卫生院卫生服务能力现状分析》，《中国公共卫生》2014 年第 5 期。

张倩倩：《基于生态位理论的长株潭城市群旅游竞争力研究》，硕士学位论文，湖南师范大学，2019 年。

张研等：《湖北省某市农村居民就医类型选择分析》，《中国卫生资源》2018 年第 1 期。

张研等：《新时期居民健康服务需要发展与演化分析》，《中国卫生经济》2020 年第 5 期。

张越等：《我国社区卫生服务机构和乡镇卫生院信息系统功能应用现状研究》，《中国全科医学》2016 年第 7 期。

章威：《基于知识的企业动态能力研究：嵌入性前因及创新绩效结果》，博士学位论文，浙江大学，2009 年。

郑晓曼、王小丽：《英国国民医疗保健体制（NHS）探析》，《中国卫生事业管理》2011 年第 12 期。

中华人民共和国卫生部：《中国卫生健康统计年鉴（2009）》，中国协和医科大学出版社 2010 年版。

中华人民共和国卫生部：《中国卫生健康统计年鉴（2010）》，中国协和医科大学出版社 2011 年版。

朱春全：《生态位态势理论与扩充假说》，《生态学报》2012 年第 3 期。

朱坤等：《我国乡镇卫生院卫生人力资源配置现状分析——基于 6 省 18 县的调查》，《中国卫生政策研究》2015 年第 9 期。

总报告起草组、李志宏：《国家应对人口老龄化战略研究总报告》，《老龄科学研究》2015 年第 3 期。

《"十三五"期间中国公民中医药健康文化素养水平提升》，2021 年 10 月 26 日，http://www.gov.cn/xinwen/2021 - 10/26/content_5645005.

htm，2022 年 01 月 17 日。

《国家卫生健康委办公厅关于印发社区医院基本标准和医疗质量安全核心制度要点（试行）的通知》，2019 年 06 月 27 日，http：//www.satcm. gov. cn/xinxifabu/shizhengyaowen/2019－06－27/10113. html，2022 年 02 月 25 日。

《国家卫生健康委办公厅关于印发乡镇卫生院服务能力评价指南（2019 年版）和社区卫生服务中心服务能力评价指南（2019 年版）的通知》，2019 年 04 月 03 日，http：//www. nhc. gov. cn/jws/s2908/201904/523e5775cdba451a81ab2fbc0628d9f0. shtml，2021 年 11 月 05 日。

《国家卫生健康委员会、国家中医药局关于开展"优质服务基层行"活动的通知》，2018 年 08 月 22 日，http：//www. gov. cn/zhengce/zhengceku/2018－12/31/content_5435449. htm，2022 年 01 月 25 日。

《国家中医药管理局举行中国公民中医药健康文化素养调查新闻发布会》，2019 年 12 月 25 日，http：//www. scio. gov. cn/xwfbh/gbwxwfbh/xwfbh/zyyj/Document/1670743/1670743. htm，2022 年 01 月 17 日。

《国务院办公厅关于促进"互联网+医疗健康"发展的意见》，2018 年 04 月 28 日，http：//www. gov. cn/zhengce/content/2018－04/28/content_5286645. htm，2022 年 02 月 25 日。

《国务院办公厅关于推进分级诊疗制度建设的指导意见》，2015 年 09 月 11 日，http：//www. gov. cn/zhengce/content/2015－09/11/content_10158. htm，2022 年 01 月 25 日。

《国务院办公厅关于推进分级诊疗制度建设的指导意见》，2015 年 09 月 11 日，http：//www. gov. cn/zhengce/content/2015－09/11/content_10158. htm，2022 年 02 月 25 日。

《国务院办公厅关于推进医疗联合体建设和发展的指导意见》，2017 年 04 月 26 日，http：//www. gov. cn/zhengce/content/2017－04/26/content_5189071. htm，2022 年 02 月 25 日。

《国务院办公厅关于印发全国医疗卫生服务体系规划纲要（2015—2020 年）的通知》，2015 年 03 月 30 日，http：//www. gov. cn/zhengce/content/2015－03/30/content_9560. htm，2021 年 11 月 09 日。

《国务院关于印发"十三五"卫生与健康规划的通知》，2017 年 01

月 10 日, http://www.gov.cn/zhengce/content/2017 - 01/10/content_5158488.htm, 2021 年 11 月 09 日。

《卫生计生委关于推进医疗机构远程医疗服务的意见》, 2014 年 08 月 21 日, http://www.gov.cn/gongbao/content/2014/content_2792664. htm, 2022 年 02 月 24 日。

《卫生健康委　中医药局关于进一步做好分级诊疗制度建设有关重点工作的通知》, 2018 年 08 月 07 日, http://www.gov.cn/gongbao/content/2019/content_5361806.htm, 2022 年 02 月 25 日。

Agwunobi Andrew, Osborne Paul, "Dynamic Capabilities and Healthcare: A Framework for Enhancing the Competitive Advantage of Hospitals", *California Management Review*, Vol. 58, No. 4, 2016.

Agwunobi Andrew, Osborne Paul, "Dynamic Capabilities and Healthcare: A Framework for Enhancing the Competitive Advantage of Hospitals", *California Management Review*, Vol. 58, No. 4, 2016.

Ahola K., et al., "Occupational Burnout as a Predictor of Disability Pension: A Population-Based Cohort Study", *Occupational and Environmental Medicine*, Vol. 66, No. 5, 2009.

Ambrosini Véronique, Bowman Cliff, "What are Dynamic Capabilities and Are They a Useful Construct in Strategic Management?", *International Journal of Management Reviews*, Vol. 11, No. 1, 2009.

American Academy of Family Physicians, "Primary Care", (2021) [2021 - 10 - 19], https://www.aafp.org/about/policies/all/primary - care.html.

Amisi James, Downing Raymond, "Primary Care Research: Does It Defy Definition?", *Primary Health Care Research & Development*, Vol. 18, No. 6, 2017.

Amit Raphael, Schoemaker Paul J. H., "Strategic Assets and Organizational Rent: Strategic Assets", *Strategic Management Journal*, Vol. 14, No. 1, 1993.

Anand Jaideep, et al., "Alliance Activity as a Dynamic Capability in the Face of a Discontinuous Technological Change", *Organization Science*,

Vol. 21, No. 6, 2010.

Antai Imoh, "Supply Chain vs Supply Chain Competition: A Niche-based Approach", *Management Research Review*, Vol. 34, No. 10, 2011.

Antoun Jumana, "Telemedicine in Primary Care", in Oreste Capelli, eds., *Primary Care at a Glance-Hot Topics and New Insights*, London, UK: IntechOpen, 2012.

Bao Gongmin, Long Siying, "Dynamic Capabilities Research: The Latest Review and Prospects", *Foreign Economics & Management*, Vol. 37, No. 7, 2015.

Barney Jay B., "Firm Resources and Sustained Competitive Advantage", *Journal of Management*, Vol. 17, No. 1, 1991.

Barreto Ilídio, "Dynamic Capabilities: A Review of Past Research and an Agenda for the Future", *Journal of Management*, Vol. 36, No. 1, 2009.

Bashshur Rashid L., et al., "The Empirical Foundations of Telemedicine Interventions in Primary Care", *Telemedicine Journal and E-Health: The Official Journal of the American Telemedicine Association*, Vol. 22, No. 5, 2016.

Beasley John W., et al., "Global Health and Primary Care Research", *Journal of the American Board of Family Medicine*, Vol. 20, No. 6, 2007.

Bernhard Gerda, et al., "Developing a Shared Patient-Centered, Web-Based Medication Platform for Type 2 Diabetes Patients and Their Health Care Providers: Qualitative Study on User Requirements", *Journal of Medical Internet Research*, Vol. 20, No. 3, 2018.

Bitton Asaf, et al., "Primary Health Care as a Foundation for Strengthening Health Systems in Low-and Middle-Income Countries", *Journal of General Internal Medicine*, Vol. 32, No. 5, 2017.

Boogerd Emiel A., et al., "'What Is eHealth': Time for An Update?", *JMIR Research Protocols*, Vol. 4, No. 1, 2015.

Bourdieu Pierre, "The Genesis of the Concepts of Habitus and of Field", *Sociocriticism*, Vol. 2, 1985.

Boyne George A., "Public and Private Management: What's the

Difference?", *Journal of Management Studies*, Vol. 39, No. 1, 2002.

Brockes Christiane, et al., "Evaluation of the Education 《Clinical Tele-medicine/e-Health》 in the Curriculum of Medical Students at the University of Zurich", *Telemedicine Journal and E-Health: The Official Journal of the American Telemedicine Association*, Vol. 23, No. 11, 2017.

Burke Bryan L. Jr, et al., "Telemedicine: Pediatric Applications", *Pediatrics*, Vol. 136, No. 1, 2015.

Buykx Penny, et al., "How do Small Rural Primary Health Care Services Sustain Themselves in a Constantly Changing Health System Environment?", *BMC Health Services Research*, Vol. 12, 2012.

Bynum Julie P. W., et al., "High-Cost Dual Eligibles' Service Use Demonstrates the Need for Supportive and Palliative Models of Care", *Health Affairs*, Vol. 36, No. 7, 2017.

Cai Hui, et al., "Application of Telemedicine in Gansu Province of China", *PloS One*, Vol. 11, No. 6, 2016.

Canada Health, "About Primary Health Care", (2005-05-16) [2021-04-13], https://www.canada.ca/en/health-canada/services/pri-mary-health-care/about-primary-health-care.html.

Cardol M., et al., "Shared Help Seeking Behaviour within Families: A Retrospective Cohort Study", *British Medical Journal*, Vol. 330, No. 7496, 2005.

Chansky Brian, et al., *Measuring Output and Productivity in Private Hospitals*, Measuring and Modeling Health Care Costs, Chicago, USA: University of Chicago Press, 2018.

Chavannes Niels H., et al., "Suggestions for Health Information Technology Trials for Respiratory Disorders in Low-and Middle-income Country Settings: What Can We Learn from Trials in High-income Country Settings?", *NPJ Primary Care Respiratory Medicine*, Vol. 25, No. 1, 2015.

Chen Ting, Pan Jay, "The Effect of Spatial Access to Primary Care on Potentially Avoidable Hospitalizations of the Elderly: Evidence from Chishui City, China", *Social Indicators Research*, 2020.

Cohen Wesley M. , Levinthal Daniel A. , "Absorptive Capacity: A New Perspective on Learning and Innovation", *Administrative Science Quarterly*, Vol. 35, No. 1, 1990.

Currie Janet, Gruber Jonathan, "Health Insurance Eligibility, Utilization of Medical Care, and Child Health", *The Quarterly Journal of Economics*, Vol. 111, No. 2, 1996.

Dahlgren Göran, Whitehead Margaret, *Policies and Strategies to Promote Social Equity in Health. Background Document to WHO - Strategy Paper for Europe*, Institute for Futures Studies 2007: 14, 1991.

Dalfrà Maria Grazia, et al. , "The Effect of Telemedicine on Outcome and Quality of Life in Pregnant Women with Diabetes", *Journal of Telemedicine and Telecare*, Vol. 15, No. 5, 2009.

Damschroder Laura J. , et al. , "Fostering Implementation of Health Services Research Findings into Practice: A Consolidated Framework for Advancing Implementation Science", *Implementation Science: IS*, Vol. 4, 2009.

Danneels Erwin, "Organizational Antecedents of Second - order Competences", *Strategic Management Journal*, Vol. 29, No. 5, 2008.

Danneels Erwin, "Trying to Become a Different Type of Company: Dynamic Capability at Smith Corona", *Strategic Management Journal*, Vol. 32, No. 1, 2011.

de Oliveira Claire, et al. , "Patients with High Mental Health Costs Incur Over 30 Percent More Costs Than Other High - Cost Patients", *Health Affairs*, Vol. 35, No. 1, 2016.

Deber Raisa, et al. , "Models of Funding and Reimbursement in Health Care: A Conceptual Framework", *Canadian Public Administration*, Vol. 51, No. 3, 2008.

Dedehayir Ozgur, Steinert Martin, "The Hype Cycle Model: A Review and Future Directions", *Technological Forecasting and Social Change*, Vol. 108, 2016.

Dhanaraj Charles, et al. , "Managing Tacit and Explicit Knowledge Transfer in IJVs: The Role of Relational Embeddedness and the Impact on

Performance", *Journal of International Business Studies*, Vol. 35, No. 5, 2004.

Donaldson Molla S., et al., *Primary Care: America's Health in a New Era*, Washington (DC): National Academies Press (US), 1996.

Dressendorfer Rudolph H, et al., "A Conceptual Model of Community Capacity Development for Health Promotion in the Alberta Heart Health Project", *Health Promotion Practice*, Vol. 6, No. 1, 2005.

Duan Zuliang, et al., "Study on Urban Multidimensional Niche of Urban Agglomeration in Northern Slope of Tianshan Mountains", in BIAN Fuling, XIE Yichun, *Geo-Informatics in Resource Management and Sustainable Ecosystem*, Berlin, Heidelberg: Springer, 2015.

Dugani Sagar, et al., "Prevalence and Factors Associated with Burnout among Frontline Primary Health Care Providers in Low-and Middle-income Countries: A Systematic Review", *Gates Open Research*, Vol. 2, 2018.

Dutton Diana, "Financial, Organizational and Professional Factors Affecting Health Care Utilization", *Social Science & Medicine*, Vol. 23, No. 7, 1986.

Dyer Jeffrey H., Hatch Nile W., "Relation-specific Capabilities and Barriers to Knowledge Transfers: Creating Advantage through Network Relationships", *Strategic Management Journal*, Vol. 27, No. 8, 2006.

Dyer Jeffrey H., Singh Harbir, "The Relational View: Cooperative Strategy and Sources of Interorganizational Competitive Advantage", *The Academy of Management Review*, Vol. 23, No. 4, 1998.

Eggers J. P., Kaplan Sarah, "Cognition and Renewal: Comparing CEO and Organizational Effects on Incumbent Adaptation to Technical Change", *Organization Science*, Vol. 20, No. 2, 2009.

Eisenhardt Kathleen M., Martin Jeffrey A., "Dynamic Capabilities: What are They?", *Strategic Management Journal*, Vol. 21, No. 10-11, 2000.

El Akremi Assaad, et al., "Examining the Drivers for Franchised Chains Performance through the Lens of the Dynamic Capabilities Approach", *Journal of Small Business Management*, Vol. 53, No. 1, 2015.

Elton Charles S. , *Animal Ecology*, Chicago: University of Chicago Press, 1926.

Evans Jenna M. , et al. , "Organizational Knowledge and Capabilities in Healthcare: Deconstructing and Integrating Diverse Perspectives", *SAGE Open Medicine*, Vol. 5, 2017.

Evans Robert G. , Stoddart Gregory L. , "Producing Health, Consuming Health Care", *Social Science & Medicine*, Vol. 31, No. 12, 1990.

Eysenbach G. , "What is e-health?", *Journal of Medical Internet Research*, Vol. 3, No. 2, 2001.

Ferlie Ewan, et al. , "A New Mode of Organizing in Health Care? Governmentality and Managed Networks in Cancer Services in England", *Social Science & Medicine* (1982), Vol. 74, No. 3, 2012.

Fernandez Sergio, Rainey Hal G. , "Managing Successful Organizational Change in the Public Sector", *Public Adminisration Review*, Vol. 66, No. 2, 2006.

Fernández Sergio, Wise Lois R. , "An Exploration of Why Public Organizations 'Ingest' Innovations", *Public Administration*, Vol. 88, No. 4, 2010.

Figueroa Jose F. , et al. , "Characteristics and Spending Patterns of Persistently High-Cost Medicare Patients", *Health Affairs*, Vol. 38, No. 1, 2019.

Figueroa Jose F. , et al. , "Concentration of Potentially Preventable Spending among High-Cost Medicare Subpopulations: An Observational Study", *Annals of Internal Medicine*, Vol. 167, No. 10, 2017.

Flodgren Gerd, et al. , "Interactive Telemedicine: Effects on Professional Practice and Health Care Outcomes", *The Cochrane Database of Systematic Reviews*, No. 9, 2015.

Fry John, *Primary Care*, London: Heineman, 1980.

Gan Yong, et al. , "Prevalence of Burnout and Associated Factors among General Practitioners in Hubei, China: A Cross-sectional Study", *BMC Public Health*, Vol. 19, No. 1, 2019.

Ganguli Ishani, et al., "What Can Five High Cost Patients Teach Us about Healthcare Spending?", *Healthcare*, Vol. 5, No. 4, 2017.

Ge Bao-shan, Dong Bao-bao, "Resource Integration Process and Venture Performance: Based on the Contingency Model of Resource Integration Capability", 2008 International Conference on Management Science and Engineering 15th Annual Conference Proceedings. Long Beach, CA, USA: IEEE, 2008.

Ge Cuixia, et al., "Factors Associated with Job Satisfaction among Chinese Community Health Workers: A Cross-sectional Study", *BMC Public Health*, Vol. 11, No. 1, 2011.

Giudici Alessandro, Reinmoeller Patrick, "Dynamic Capabilities in the Dock: A Case of Reification?", *Strategic Organization*, Vol. 10, No. 4, 2012.

Glasgow Russell E., et al., "Implementation Science Approaches for Integrating eHealth Research into Practice and Policy", *International Journal of Medical Informatics*, Vol. 83, No. 7, 2014.

Graven Peter F., et al., "Preventable Acute Care Spending for High-Cost Patients Across Payer Types", *Journal of Health Care Finance*, Vol. 42, No. 3, 2016.

Greenberg J. S., "Health and Wellness: A Conceptual Differentiation", *The Journal of School Health*, Vol. 55, No. 10, 1985.

Grinnell Joseph, Swarth H. S., *An Account of the Birds and Mammals of the San Jacinto Area of Southern California with Remarks upon the Behavior of Geographic Races on the Margins of Their Habitats*, Berkeley: University of California Press, 1913.

Guilcher Sara J. T., et al., "Who are the High-Cost Users? A Method for Person-Centred Attribution of Health Care Spending", *PLOS ONE*, Vol. 11, No. 3, 2016.

Gulati Ranjay, "Alliances and Networks", *Strategic Management Journal*, Vol. 19, No. 4, 1998.

Gulati Ranjay, "Social Structure and Alliance Formation Patterns: A

Longitudinal Analysis", *Administrative Science Quarterly*, Vol. 40, No. 4, 1995.

Hambrick Donald C., "Specialization of Environmental Scanning Activities among Upper Level Executives", *Journal of Management Studies*, Vol. 18, No. 3, 1981.

He Cui, et al., "Using an Internet-Based Hospital to Address Maldistribution of Health Care Resources in Rural Areas of Guangdong Province, China: Retrospective and Descriptive Study", *JMIR Medical Informatics*, Vol. 6, No. 4, 2018.

Helfat Constance E., "Know-how and Asset Complementarity and Dynamic Capability Accumulation: The Case of R&D", *Strategic Management Journal*, Vol. 18, No. 5, 1997.

Helfat Constance E., Peteraf Margaret A., "The Dynamic Resource-based View: Capability Lifecycles", *Strategic Management Journal*, Vol. 24, No. 10, 2003.

Helfat Constance E., Peteraf Margaret A., "Understanding Dynamic Capabilities: Progress Along a Developmental Path", *Strategic Organization*, Vol. 7, No. 1, 2009.

Hillestad Richard, et al., "Can Electronic Medical Record Systems Transform Health Care? Potential Health Benefits, Savings, and Costs", *Health Affairs (Project Hope)*, Vol. 24, No. 5, 2005.

Hinkin Timothy R., "A Review of Scale Development Practices in the Study of Organizations", *Journal of Management*, Vol. 21, No. 5, 1995.

Huckvale Kit, et al., "The Evolution of Mobile Apps for Asthma: An Updated Systematic Assessment of Content and Tools", *BMC Medicine*, Vol. 13, 2015.

Huckvale Kit, et al., "Unaddressed Privacy Risks in Accredited Health and Wellness Apps: A Cross-sectional Systematic Assessment", *BMC medicine*, Vol. 13, 2015.

Human S., Provan K., "External Resource Exchange and Perceptions of Competitiveness within Organizational Networks: An Organizational Learning Perspective", *Frontiers of Entrepreneurship Research*, Vol. 45, No. 2, 1996.

Hurley Robert F., et al., "Innovation, Market Orientation, and Organizational Learning: An Integration and Empirical Examination", *Journal of Marketing*, Vol. 62, No. 3, 1998.

Hutchinson G. Evelyn, "Concluding Remarks", *Cold Spring Harbor Symposia on Quantitative Biology*, Vol. 22, 1957.

Hyder Akmal S., Ghauri Pervez N., "Managing International Joint Venture Relationships: A Longitudinal Perspective", *Industrial Marketing Management*, Vol. 29, No. 3, 2000.

IOM, *Community-Oriented Primary Care: A Practical Assessment*, The Committee Report, Volume I, Washington, D.C.: National Academy Press, 1984.

Jamaladin Hussein, et al., "Mobile Apps for Blood Pressure Monitoring: Systematic Search in App Stores and Content Analysis", *JMIR mHealth and uHealth*, Vol. 6, No. 11, 2018.

Jd Reschovsky, et al., "Following the Money: Factors Associated with the Cost of Treating High-cost Medicare Beneficiaries", *Health Services Research*, Vol. 46, No. 4, 2011.

Jingan Health and Family Planning Commission, *"Announcement of Issuing Guiding Service Standards for Community Health Centres in Jingan District"*, (2016) [2019-02-27], http://www.jingan.gov.cn/xxgk/016017/016017002/20160421/53e106f2-dab5-4ba1-924d-1b9eb2fb9602.html.

Jjmurray, "Maximizing Hospital Bed Utilization in Rural Communities Using a Telemedicine Hospitalist Model", [2022-02-25], https://digital.hbs.edu/platform-mhcdsolutions/submission/maximizing-hospital-bed-utilization-in-rural-communities-using-a-telemedicine-hospitalist-model/.

Johnson Roswell Hill, *Determinate Evolution in the Color-pattern of the Lady-beetles*, Washington: Carnegie Inst, 1910.

Joynt Karen E., et al., "Contribution of Preventable Acute Care Spending to Total Spending for High-cost Medicare Patients", *JAMA*, Vol. 309, No. 24, 2013.

Kalankesh Leila R. , et al. , "Effect of Telehealth Interventions on Hospitalization Indicators: A Systematic Review", *Perspectives in Health Information Management*, Vol. 13, No. Fall, 2016.

Kale Prashant, et al. , "Learning and Protection of Proprietary Assets in Strategic Alliances: Building Relational Capital", *Strategic Management Journal*, Vol. 21, No. 3, 2000.

Kalimo Raija, et al. , "Staying Well Or Burning Out at Work: Work Characteristics and Personal Resources as Long-term Predictors", *Work & Stress*, Vol. 17, No. 2, 2003.

Kane Robert L. , et al. , "The Effect of Evercare on Hospital Use", *Journal of the American Geriatrics Society*, Vol. 51, No. 10, 2003.

Khemapech Ittipong, et al. , "Telemedicine - Meaning, Challenges and Opportunities", *Siriraj Medical Journal*, Vol. 71, No. 3, 2019.

Khullar Dhruv, et al. , "Potentially Preventable Spending among High-Cost Medicare Patients: Implications for Healthcare Delivery", *Journal of General Internal Medicine*, Vol. 35, No. 10, 2020.

Kieft Renate AMM, et al. , "How Nurses and Their Work Environment Affect Patient Experiences of the Quality of Care: A Qualitative Study", *BMC Health Services Research*, Vol. 14, No. 1, 2014.

King Andrew A. , Tucci Christopher L. , "Incumbent Entry into New Market Niches: The Role of Experience and Managerial Choice in the Creation of Dynamic Capabilities", *Management Science*, Vol. 48, No. 2, 2002.

Kouwenhoven-Pasmooij Tessa A. , et al. , "Effectiveness of the blended-care Lifestyle Intervention 'PerfectFit': A Cluster Randomised Trial in Employees at Risk for Cardiovascular Diseases", *BMC Public Health*, Vol. 18, No. 1, 2018.

Kringos Dionne S. , et al. , "Europe's Strong Primary Care Systems are Linked to Better Population Health But Also to Higher Health Spending", *Health Affairs (Project Hope)*, Vol. 32, No. 4, 2013.

Kringos Dionne, *Strengthening Synergy of Primary Care and Public Health Services*, WHO Collaborating Centre for Quality and Equity in Primary Health Care Systems, 2017.

Kruk Margaret Elizabeth, et al., "The Contribution of Primary Care to Health and Health Systems in Low-and Middle-income Countries: A Critical Review of Major Primary Care Initiatives", *Social Science & Medicine*, Vol. 70, No. 6, 2010.

Laaksonen Ola, Peltoniemi Mirva, "The Essence of Dynamic Capabilities and Their Measurement: Essence of Dynamic Capabilities", *International Journal of Management Reviews*, Vol. 20, No. 2, 2018.

LaFond Anne K., et al., "Mapping Capacity in the Health Sector: A Conceptual Framework", *The International Journal of Health Planning and Management*, Vol. 17, No. 1, 2002.

Lages Luis Filipe, et al., "Relationship Capabilities, Quality, and Innovation as Determinants of Export Performance", *Journal of International Marketing*, Vol. 17, No. 4, 2009.

Lampel Joseph, Shamsie Jamal, "Capabilities in Motion: New Organizational Forms and the Reshaping of the Hollywood Movie Industry", *Journal of Management Studies*, Vol. 40, No. 8, 2003.

Latulippe Karine, et al., "Social Health Inequalities and eHealth: A Literature Review With Qualitative Synthesis of Theoretical and Empirical Studies", *Journal of Medical Internet Research*, Vol. 19, No. 4, 2017.

Lee P., "The Problem: Assessing the Primary Care Paradigm", The National Primary Care Conference, Washington, D. C., 1992.

Leiter Michael P., Maslach Christina, "Nurse Turnover: The Mediating Role of Burnout", *Journal of Nursing Management*, Vol. 17, No. 3, 2009.

Lewin Kurt, *Behavior and Development as a Function of the Total Situation*, Manual of Child Psychology, Hoboken, NJ, US: John Wiley & Sons Inc, 1946.

Li Huazhang, et al., "The Development and Impact of Primary Health Care in China from 1949 to 2015: A Focused Review", *The International*

Journal of Health Planning and Management, Vol. 32, No. 3, 2017.

Li Huiwen, et al., "Contextual Factors Associated with Burnout among Chinese Primary Care Providers: A Multilevel Analysis", *International Journal of Environmental Research and Public Health*, Vol. 16, No. 19, 2019.

Li Xi, et al., "The Primary Health-care System in China", *The Lancet*, Vol. 390, No. 10112, 2017.

Li Xiaohong, et al., "Understanding the Shortage of Village Doctors in China and Solutions Under the Policy of Basic Public Health Service Equalization: Evidence from Changzhou", *The International Journal of Health Planning and Management*, Vol. 30, No. 1, 2015.

Liao Jianwen (Jon), et al., "Organizational Dynamic Capability and Innovation: An Empirical Examination of Internet Firms", *Journal of Small Business Management*, Vol. 47, No. 3, 2009.

Lin Yini, Wu Lei-Yu, "Exploring the Role of Dynamic Capabilities in Firm Performance under the Resource-based View Framework", *Journal of Business Research*, Vol. 67, No. 3, 2014.

Litman T. J., "The Family as a Basic Unit in Health and Medical Care: A Social-behavioral Overview", *Social Science & Medicine*, Vol. 8, No. 9-10, 1974.

Liu Chia-Ling (Eunice), et al., "Understanding the Impact of Relational Capital and Organizational Learning on Alliance Outcomes", *Journal of World Business*, Vol. 45, No. 3, 2010.

Liu Yanchen, et al., "Performance and Sociodemographic Determinants of Excess Outpatient Demand of Rural Residents in China: A Cross-Sectional Study", *International Journal of Environmental Research and Public Health*, Vol. 17, No. 16, 2020.

Liu Yun, et al., "Factors Influencing Choice of Health System Access Level in China: A Systematic Review", *PloS One*, Vol. 13, No. 8, 2018.

Lo Dana, et al., "A Systematic Review of Burnout among Doctors in China: A Cultural Perspective", *Asia Pacific Family Medicine*, Vol. 17, No. 1, 2018.

Love James H. , Mansury Mica Ariana, "External Linkages, R&D and Innovation Performance in US Business Services", *Industry & Innovation*, Vol. 14, No. 5, 2007.

Lu Shan, et al. , "Characterizing Potentially Preventable Hospitalizations of High-Cost Patients in Rural China", *Frontiers in Public Health*, Vol. 10, 2022.

Lu Shan, et al. , "Evolution of the Output-Workforce Relationship in Primary Care Facilities in China from 2009 to 2017", *International Journal of Environmental Research and Public Health*, Vol. 17, No. 9, 2020.

Ma Xiaochen, et al. , "Realigning the Incentive System for China's Primary Healthcare Providers", *BMJ*, Vol. 365, 2019.

Macinko James, et al. , "The Contribution of Primary Care Systems to Health Outcomes within Organization for Economic Cooperation and Development (OECD) Countries, 1970-1998", *Health Services Research*, Vol. 38, No. 3, 2003.

Maleki Minbashrazgah Morteza, Shabani Atefeh, "Eco-capability Role in Healthcare Facility's Performance: Natural-resource-based View and Dynamic Capabilities Paradigm", *Management of Environmental Quality: An International Journal*, Vol. 30, No. 1, 2019.

Mao Yiqing, et al. , "Job Burnout and Correlated Factors of Three-tiered Public Health Workers: A Cross-sectional Study in China", *Health & Social Care in the Community*, Vol. 28, No. 4, 2020.

March James G. , "Exploration and Exploitation in Organizational Learning", *Organization Science*, Vol. 2, No. 1, 1991.

Maslach C. , "What Have We Learned about Burnout and Health?", *Psychology & Health*, Vol. 16, No. 5, 2001.

Maslach Christina, et al. , *Maslach Burnout Inventory. 3rd ed.*, California: Consulting Psychologist Press, 1996.

Maslach Christina, Leiter Michael P. , "Understanding the Burnout Experience: Recent Research and Its Implications for Psychiatry", *World Psychiatry*, Vol. 15, No. 2, 2016.

McInerny Greg J. , Etienne Rampal S. , "Pitch the Niche – Taking Responsibility for the Concepts We Use in Ecology and Species Distribution Modelling", *Journal of Biogeography*, Vol. 39, No. 12, 2012.

McMillan Brian, et al. , "The Need for Quality Assurance of Health Apps", *BMJ (Clinical research ed.)*, Vol. 351, 2015.

Mcnulty Terry, Ferlie Ewan, *Reengineering Health Care: The Complexities of Organizational Transformation*, Oxford: Oxford University Press, 2002.

Medalie Jack H. , "The Family Life Cycle and Its Implications for Family Practice", *The Journal of Family Practice*, Vol. 9, No. 1, 1979.

Miao Yudong, et al. , "Exploring the Characteristics of the High–cost Population from the Family Perspective: A Cross–Sectional Study in Jiangsu Province, China", *BMJ Open*, Vol. 7, No. 11, 2017.

Moliterno Thomas P. , Wiersema Margarethe F. , "Firm Performance, Rent Appropriation, and the Strategic Resource Divestment Capability", *Strategic Management Journal*, Vol. 28, No. 11, 2007.

Monda Keri L. , et al. , "China's Transition: The Effect of Rapid Urbanization on Adult Occupational Physical Activity", *Social Science & Medicine*, Vol. 64, No. 4, 2007.

Moore Melinda, et al. , "Global Urbanization and Impact on Health", *International Journal of Hygiene and Environmental Health*, Vol. 206, No. 4–5, 2003.

O'Reilly Charles A. , Tushman Michael L. , "Ambidexterity as a Dynamic Capability: Resolving the Innovator's Dilemma", *Research in Organizational Behavior*, Vol. 28, 2008.

OECD, "The Challenge of Capacity Development: Working towards Good Practice", *OECD Papers*, Vol. 6, No. 1, 2006.

Pablo Amy L. , et al. , "Identifying, Enabling and Managing Dynamic Capabilities in the Public Sector", *Journal of Management Studies*, Vol. 44, No. 5, 2007.

Pantenburg Birte, et al. , "Burnout among Young Physicians and Its Association with Physicians' Wishes to Leave: Results of a Survey in Saxony, Germany", *Journal of Occupational Medicine and Toxicology*, Vol. 11, No. 1, 2016.

Pavlou Paul A., Sawy Omar A. El, "Understanding the Elusive Black Box of Dynamic Capabilities", *Decision Sciences*, Vol. 42, No. 1, 2011.

Penrose Edith, *The Theory of the Growth of the Firm*, London: Basil Blackwell.

Perry James L., Rainey Hal G., "The Public – Private Distinction in Organization Theory: A Critique and Research Strategy", *The Academy of Management Review*, Vol. 13, No. 2, 1988.

Pew Health Professions Commission, *Nurse Practitioners: Doubling the Graduates by the Year* 2000, San Francisco: Pew Health Professions Commission, 1994.

Pianka Eric R., *Ecology and Natural History of Desert Lizards: Analyses of the Ecological Niche and Community Structure*, Princeton: Princeton University Press, 1986.

Piening Erk P., "Dynamic Capabilities in Public Organizations", *Public Management Review*, Vol. 15, No. 2, 2013.

Plancoulaine Sabine, et al., "Sleep Trajectories among Pregnant Women and the Impact on Outcomes: A Population – Based Cohort Study", *Maternal and Child Health Journal*, Vol. 21, No. 5, 2017.

Poghosyan Lusine, et al., "Nurse Burnout and Quality of Care: Cross – national Investigation in Six Countries", *Research in Nursing & Health*, Vol. 33, No. 4, 2010.

Porter Micheal E., *Competitive Strategy*, New York: Free Press, 1980.

Prahalad C. K., Hamel G., "The Core Competence of the Corporation", *Harvard Business Review*, Vol. 68, No. 3, 1990.

Proctor Enola K., et al., "Implementation Strategies: Recommendations for Specifying and Reporting", *Implementation Science: IS*, Vol. 8, 2013.

Quinn James Brian, "Strategic Outsourcing: Leveraging Knowledge Capabilities", *Sloan Management Review*, Vol. 40, No. 4, 1999.

Ridder Hans-Gerd, et al., "Differences in the Implementation of Diagnosis-Related Groups across Clinical Departments: A German Hospital Case Study", *Health Services Research*, Vol. 42, No. 6, 2007.

Rimmer Ryan A., et al., "Telemedicine in Otolaryngology Outpatient Setting—Single Center Head and Neck Surgery experience", *The Laryngoscope*, Vol. 128, No. 9, 2018.

Rodríguez-Díaz Manuel, Espino-Rodríguez Tomás F., "Developing Relational Capabilities in Hotels", *International Journal of Contemporary Hospitality Management*, Vol. 18, No. 1, 2006.

Rosella Laura C., et al., "High-cost Health Care Users in Ontario, Canada: Demographic, Socio-economic, and Health Status Characteristics", *BMC Health Services Research*, Vol. 14, No. 1, 2014.

Ross Jamie, et al., "Factors That Influence the Implementation of e-Health: A Systematic Review of Systematic Reviews (An Update)", *Implementation Science: IS*, Vol. 11, No. 1, 2016.

Rotenstein Lisa S., et al., "Prevalence of Burnout among Physicians: A Systematic Review", *JAMA*, Vol. 320, No. 11, 2018.

Rothaermel Frank T., Hess Andrew M., "Building Dynamic Capabilities: Innovation Driven by Individual-, Firm-, and Network-Level Effects", *Organization Science*, Vol. 18, No. 6, 2007.

Rubbio Iacopo, et al., "Digital Health Technology Enhances Resilient Behaviour: Evidence from the Ward", *International Journal of Operations & Production Management*, Vol. 39, No. 4, 2019.

Safran D., *Defining Primary Care*, *Paper prepared for the Committee on the Future of Primary Care*, Institute of Medicine, 1994.

Saijo Yasuaki, et al., "Job Stress and Burnout among Urban and Rural Hospital Physicians in Japan", *The Australian Journal of Rural Health*, Vol. 21, No. 4, 2013.

Salge Torsten Oliver, Vera Antonio, "Small Steps That Matter: Incremental Learning, Slack Resources and Organizational Performance: Small

Steps that Matter", *British Journal of Management*, Vol. 24, No. 2, 2013.

Sanader Ana, et al., "Factors in Traditional Families Which Affect Health and Health Care: A Qualitative Study", *Collegium Antropologicum*, Vol. 38, No. 3, 2014.

Schaufeli Wilmar B., et al., "On the Clinical Validity of the Maslach Burnout Inventory and the Burnout Measure", *Psychology Health*, Vol. 16, No. 5, 2001.

Schaufeli Wilmar B., et al., *Professional Burnout?: Recent Developments in Theory and Research*, 1st Edition, London: Routledge, 1993.

Schilke Oliver, et al., "Quo Vadis, Dynamic Capabilities? A Content-Analytic Review of the Current State of Knowledge and Recommendations for Future Research", *Academy of Management Annals*, Vol. 12, No. 1, 2018.

Schutte Nico, et al., "The Factorial Validity of the Maslach Burnout Inventory-General Survey (MBI-GS) across Occupational Groups and Nations", *Journal of Occupational and Organizational Psychology*, Vol. 73, No. 1, 2000.

Sepehri Ardeshir, et al., "Taking Account of Context: How Important are Household Characteristics in Explaining Adult Health-seeking Behaviour? The Case of Vietnam", *Health Policy and Planning*, Vol. 23, No. 6, 2008.

Shanafelt Tait D., et al., "Burnout and Medical Errors among American Surgeons", *Annals of Surgery*, Vol. 251, No. 6, 2010.

Shanafelt Tait D., et al., "Longitudinal Study Evaluating the Association Between Physician Burnout and Changes in Professional Work Effort", *Mayo Clinic Proceedings*, Vol. 91, No. 4, 2016.

Shapiro Carl, "The Theory of Business Strategy", *The RAND Journal of Economics*, Vol. 20, No. 1, 1989.

Shaw Tim, et al., "What is eHealth (6)? Development of a Conceptual Model for eHealth: Qualitative Study with Key Informants", *Journal of Medical Internet Research*, Vol. 19, No. 10, 2017.

Shepard D. S., et al., *Analysis of Hospital Costs: A Manual for Managers*, Geneva, Switzerland: World Health Organization, 2000.

Shi Leiyu, "The Impact of Primary Care: A Focused Review", *Scientifica*, Vol. 2012, 2012.

Shiyko Mariya, et al., "Effects of Playing a Serious Computer Game on Body Mass Index and Nutrition Knowledge in Women", *JMIR Serious Games*, Vol. 4, No. 1, 2016.

Sigerist Henry E., *Medicine and Human Welfare*, New Haven: Yale University Press, 1941.

Singh Rajendra, et al., "Dynamic Capabilities in Home Health: IT-Enabled Transformation of Post-Acute Care", *Journal of the Association for Information Systems*, Vol. 12, No. 2, 2011.

Sirmon David G., et al., "Managing Firm Resources in Dynamic Environments to Create Value: Looking Inside the Black Box", *Academy of Management Review*, Vol. 32, No. 1, 2007.

Snider Julia Thornton, et al., "Identifying Patients at Risk for High Medical Costs and Good Candidates for Obesity Intervention", *American Journal of Health Promotion*, Vol. 28, No. 4, 2014.

Spekman Robert E., Isabella Lynn A., *Alliance Competence: Maximizing the Value of Your Partnerships*, New York: John Wiley & Sons, 2000.

Spitz B., "The Architecture of Reform, or How do We Build Our Health Care System Around Primary Care When We Don't Know Who a Primary Care Provider is, How Many We Need, or What They Do?", Unpublished Draft Document, 1994.

Spoelman Wouter A., et al., "Effect of an Evidence-based Website on Healthcare Usage: An Interrupted Time-series Study", *BMJ Open*, Vol. 6, No. 11, 2016.

Starfield Barbara, et al., "Contribution of Primary Care to Health Systems and Health", *The Milbank Quarterly*, Vol. 83, No. 3, 2005.

Starfield Barbara, *Primary Care: Concept, Valuation, and Policy*, New York: Oxford University Press, 1992.

Steward Wayne T., et al., "The Essential Role of Reconfiguration Capabilities in the Implementation of HIV-related Health Information Exchanges", *International Journal of Medical Informatics*, Vol. 81, No. 10, 2012.

Street Christopher T., Cameron Ann-Frances, "External Relationships and the Small Business: A Review of Small Business Alliance and Network Research", *Journal of Small Business Management*, Vol. 45, No. 2, 2007.

Sun Shujing, et al., "Does Telemedicine Reduce ED Congestion? Evidence from New York State", The 52nd Hawaii International Conference on System Sciences, Maui, HI, USA, 2018.

Sun Xiaojie, et al., "Analysis on Job Burnout and Related Determinants among Primary Care Providers in China", *Chinese Journal of Health Policy*, Vol. 5, No. 3, 2012.

Teece David J., "Explicating Dynamic Capabilities: The Nature and Microfoundations of (Sustainable) Enterprise Performance", *Strategic Management Journal*, Vol. 28, No. 13, 2007.

Teece David J., "Towards an Economic Theory of the Multiproduct Firm", *Journal of Economic Behavior & Organization*, Vol. 3, No. 1, 1982.

Teece David J., et al., "Dynamic Capabilities and Strategic Management", *Strategic Management Journal*, Vol. 18, No. 7, 1997.

Teece David, Pisano Gary, "The Dynamic Capabilities of Firms: An Introduction", *Industrial and Corporate Change*, Vol. 3, No. 3, 1994.

Tilman David, "Niche Tradeoffs, Neutrality, and Community Structure: A Stochastic Theory of Resource Competition, Invasion, and Community Assembly", *Proceedings of the National Academy of Sciences of the United States of America*, Vol. 101, No. 30, 2004.

Toppinen-Tanner Salla, *Process of Burnout: Structure, Antecedents, and Consequences*, People and Work Research Reports, 93, Helsinki: Finnish Institute of Occupational Health, 2011.

UNDP Management Development and Governance Division, *Capacity Assessment and Development: In a Systems and Strategic Management Context*, Technical Advisory Paper No. 3, January 1998.

Van den Broucke Stephan, et al., "Strengthening the Capacity for Health Promotion in South Africa through International Collaboration", *Global*

Health Promotion, Vol. 17, No. 2 Suppl, 2010.

van der Kleij Rianne M. J. J., et al., "SERIES: eHealth in Primary Care. Part 1: Concepts, Conditions and Challenges", *European Journal of General Practice*, Vol. 25, No. 4, 2019.

Verduzco-Gutierrez Monica, et al., "How to Conduct an Outpatient Telemedicine Rehabilitation or Prehabilitation Visit", *PM&R*, Vol. 12, No. 7, 2020.

Virginia Berridge, et al., *Public Health in History*, UK: McGraw-Hill Education, 2011.

Wammes Joost Johan Godert, et al., "Characteristics and Healthcare Utilisation Patterns of High-cost Beneficiaries in the Netherlands: A Cross-sectional Claims Database Study", *BMJ Open*, Vol. 7, No. 11, 2017.

Wammes Joost Johan Godert, et al., "Systematic Review of High-cost Patients' Characteristics and Healthcare Utilisation", *BMJ Open*, Vol. 8, No. 9, 2018.

Wang Fuhua, et al., "Status of Regional Distribution for Job Burnout of Clinicians in China", *Chinese General Practice*, Vol. 16, No. 9A, 2013.

Wang Haipeng, et al., "Job Satisfaction, Burnout, and Turnover Intention among Primary Care Providers in Rural China: Results from Structural Equation Modeling", *BMC Family Practice*, Vol. 21, No. 1, 2020.

Wang Harry H. X., et al., "The Development of Urban Community Health Centres for Strengthening Primary Care in China: A Systematic Literature Review", *British Medical Bulletin*, 2015.

Wang Zengwu, et al., "Status of Hypertension in China: Results from the China Hypertension Survey, 2012 – 2015", *Circulation*, Vol. 137, No. 22, 2018.

Wang Zhihui, et al., "Physician Burnout and Its Associated Factors: A Cross – sectional Study in Shanghai", *Journal of Occupational Health*, Vol. 56, No. 1, 2014.

Wathne Kenneth H., Heide Jan B., "Relationship Governance in a Supply Chain Network", *Journal of Marketing*, Vol. 68, No. 1, 2004.

Wen Jin, et al., "Workload, Burnout, and Medical Mistakes among Physicians in China: A Cross-sectional study", *BioScience Trends*, Vol. 10, No. 1, 2016.

Wernerfelt Birger, "A Resource-based View of the Firm", *Strategic Management Journal*, Vol. 5, No. 2, 1984.

West C. P., et al., "Physician Burnout: Contributors, Consequences and Solutions", *Journal of Internal Medicine*, Vol. 283, No. 6, 2018.

West Colin P., et al., "Association of Resident Fatigue and Distress with Perceived Medical Errors", *JAMA*, Vol. 302, No. 12, 2009.

WHO Group Consultation on Health Telematics, *A Health Telematics Policy in Support of WHO's Health-for-all Strategy for Global Health Development?: Report of the WHO Group Consultation on Health Telematics*, WHO/DGO/98. 1, 11-16 December, 1997.

Wilcox M. Elizabeth, Adhikari Neill K. J., "The Effect of Telemedicine in Critically Ill Patients: Systematic Review and Meta-analysis", *Critical Care (London, England)*, Vol. 16, No. 4, 2012.

Winter Sidney G., "Understanding Dynamic Capabilities", *Strategic Management Journal*, Vol. 24, No. 10, 2003.

Wodchis Walter P., et al., "A 3-year Study of High-cost Users of Health Care", *CMAJ*, Vol. 188, No. 3, 2016.

Wong Ho Ting, et al., "Spatial Illustration of Health-care Workforce Accessibility Index in China: How Far Has Our 2009 Health-care Reform Brought Us?: Health-care Reform in China", *Australian Journal of Rural Health*, Vol. 24, No. 1, 2016.

World Health Organization, "Noncommunicable Diseases", (2021-4-13) [2022-01-17], https://www.who.int/news-room/fact-sheets/detail/noncommunicable-diseases.

World Health Organization, "Primary Health Care", (2021) [2021-10-22], https://www.who.int/news-room/fact-sheets/detail/primary-health-care.

World Health Organization, *Declaration of Alma Ata*, September 6-

12, 1978.

Wright John, et al., "Development and Importance of Health Needs Assessment", *British Medical Journal*, Vol. 316, No. 7140, 1998.

Wu D., Lam T. P., "Underuse of Primary Care in China: The Scale, Causes, and Solutions", *The Journal of the American Board of Family Medicine*, Vol. 29, No. 2, 2016.

Wu Ing-Long, Hu Ya-Ping, "Examining Knowledge Management Enabled Performance for Hospital Professionals: A Dynamic Capability View and the Mediating Role of Process Capability", *Journal of the Association for Information Systems*, Vol. 13, No. 12, 2012.

Xiong Wei, et al., "Implementing Telemedicine in Medical Emergency Response: Concept of Operation for a Regional Telemedicine Hub", *Journal of Medical Systems*, Vol. 36, No. 3, 2012.

Xu Wanchun, et al., "Job Burnout among Primary Healthcare Workers in Rural China: A Multilevel Analysis", *International Journal of Environmental Research and Public Health*, Vol. 17, No. 3, 2020.

Yang Jian, Zhang Liang, "Relationship of Job Burnout and Turnover Intention of Township Hospital Doctors in a Country", *Chinese Medical Ethics*, Vol. 28, No. 2, 2015.

Yang Shujuan, et al., "Relationship of Work-family Conflict, Self-reported Social Support and Job Satisfaction to Burnout Syndrome among Medical Workers in Southwest China: A Cross-sectional Study", *PLoS ONE*, Vol. 12, No. 2, 2017.

Yarbrough Amy K., Powers Thomas L., "A Resource-based View of Partnership Strategies in Health Care Organizations", *Journal of Hospital Marketing & Public Relations*, Vol. 17, No. 1, 2006.

Yip Winnie Chi-Man, et al., "Early Appraisal of China's Huge and Complex Health-care Reforms", *The Lancet*, Vol. 379, No. 9818, 2012.

Yu Jinna, et al., "Tripartite Data Analysis for Optimizing Telemedicine Operations: Evidence from Guizhou Province in China", *International Journal of Environmental Research and Public Health*, Vol. 17, No. 1, 2020.

Yuan Beibei, et al. , "Strengthening Public Health Services to Achieve Universal Health Coverage in China", *BMJ*, Vol. 365, 2019.

Zahra Shaker A. , et al. , "Entrepreneurship and Dynamic Capabilities: A Review, Model and Research Agenda", *Journal of Management Studies*, Vol. 43, No. 4, 2006.

Zahra Shaker A. , George Gerard, "Absorptive Capacity: A Review, Reconceptualization, and Extension", *The Academy of Management Review*, Vol. 27, No. 2, 2002.

Zeng Yanbing, et al. , "The Influencing Factors of Health - Seeking Preference and Community Health Service Utilization among Patients in Primary Care Reform in Xiamen, China", *Patient Preference and Adherence*, Vol. 14, 2020.

Zhang Baoyan, et al. , "Job Burnout of Medical Staff in Urban Community and Township Health Centers", *Chinese Hospital Management*, Vol. 37, No. 4, 2017.

Zhang Mingji, et al. , "Coping and Compromise: A Qualitative Study of How Primary Health Care Providers Respond to Health Reform in China", *Human Resources for Health*, Vol. 15, No. 1, 2017.

Zhang Yan, et al. , "Current Level and Determinants of Inappropriate Admissions to Township Hospitals under the New Rural Cooperative Medical System in China: A Cross-sectional Study", *BMC Health Services Research*, Vol. 14, No. 1, 2014.

Zhang Yan, et al. , "Medical Expenditure Clustering and Determinants of the Annual Medical Expenditures of Residents: A Population-based Retrospective Study from Rural China", *BMJ Open*, Vol. 8, No. 6, 2018.

Zhou Huixuan, et al. , "Health Providers' Perspectives on Delivering Public Health Services under the Contract Service Policy in Rural China: Evidence from Xinjian County", *BMC Health Services Research*, Vol. 15, 2015.

Zhou Maigeng, et al. , "Mortality, Morbidity, and Risk Factors in China and Its Provinces, 1990-2017: A Systematic Analysis for the Global Burden of Disease Study 2017", *Lancet (London, England)*, Vol. 394, No.

10204，2019.

Zollo Maurizio，Winter Sidney G.，"Deliberate Learning and the Evolution of Dynamic Capabilities"，*Organization Science*，Vol. 13，No. 3，2002.

Zook C. J.，Moore F. D.，"High-cost Users of Medical Care"，*The New England Journal of Medicine*，Vol. 302，No. 18，1980.

Zott Christoph，"Dynamic Capabilities and the Emergence of Intraindustry Differential Firm Performance：Insights from a Simulation Study"，*Strategic Management Journal*，Vol. 24，No. 2，2003.

"Provider Workload and Quality of Care in Primary Care Settings：Moderating Role of Relational Climate"，*Medical Care*，Vol. 51，No. 1，2013.

"Research2guidance"，［2019-05-09］，http：//www. uzelf. org/wp-content/uploads/2017/12/R2GmHealth-Developer-Economics-2017-Status-And-Trends. pdf.